DE L'OR
DANS LE TRAITEMENT
DES
SCROFULES.
Premier Mémoire.

PAR LE Dʳ A. LEGRAND,

Médecin du Bureau de bienfaisance, etc. ;

PRÉCÉDÉ

D'UN RAPPORT FAIT A L'INSTITUT.

(*Commissaires* ; MM. DUMÉRIL, ET ROUX, rapporteur.)

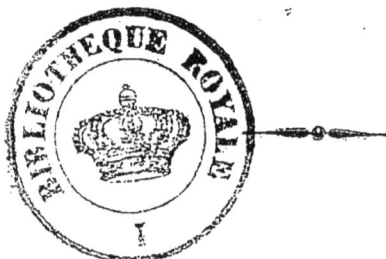

A PARIS,

Chez J.-B. BAILLIÈRE, Libraire, rue de l'École-de-Médecine, nº 15 bis.

Ambroise DUPONT, *idem*, rue Vivienne, nº 7.

BOURGEOIS MAZE, *idem*, Quai Voltaire, nº 25.

GOUJON et MILON, *idem*, rue du Bac, nº 55.

1837.

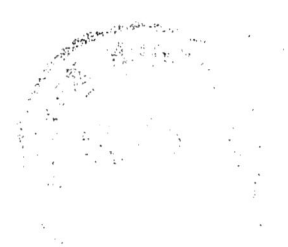

A UN BIENFAITEUR DE L'HUMANITÉ,

AU

DOCTEUR CHRESTIEN,

DE LA FACULTÉ DE MONTPELLIER,

INVENTEUR DES PRÉPARATIONS D'OR.

Par son reconnaissant ami,

A. LEGRAND,

Docteur en médecine de la Faculté de Paris.

INSTITUT DE FRANCE.

ACADÉMIE DES SCIENCES.

RAPPORT

SUR UN MÉMOIRE DE M. LE Dʳ A. LEGRAND,

INTITULÉ :

DE L'OR,

DANS LE TRAITEMENT DES SCROFULES.

(Commissaires : MM. DUMÉRIL, et ROUX, rapporteur.)

L'Académie nous a chargés, M. Duméril et moi, de l'examen d'un mémoire qui lui a été présenté par M. le docteur A. Legrand, ayant pour titre : *De l'Or, dans le traitement des Scrofules.*

Le titre et l'objet de ce travail rappellent ceux d'un premier ouvrage plus étendu, qui a déjà été accueilli favorablement par l'Académie, et dans lequel M. Legrand a déjà préconisé l'or et plusieurs de *ses*

préparations, comme agents thérapeutiques. Dans
ce premier travail, il s'agissait de ce qu'on peut appeler la *Méthode aurifère*, dans le traitement des
maladies syphilitiques*. Zélé partisan et continua-
teur des vues de M. Chrestien, de Montpellier, M. Legrand y a rassemblé par centaines des faits qui, s'ils
ne démontrent pas la spécificité absolue et l'efficacité
constante des préparations d'or contre les divers
symptômes de la maladie vénérienne, tendent au
moins à établir que, dans beaucoup de cas, la méthode aurifère peut être substituée avec avantage
aux autres méthodes de traitement antisyphiliti-
que. M. Legrand n'a pas fait des efforts iuutiles;
ses vœux ont été exaucés jusqu'à un certain point;
les préventions grandes qu'on avait conçues contre
cette méthode ont fait place à une plus juste appréciation de ses effets, et les préparations d'or, si elles
n'ont pas fait oublier les préparations mercurielles,
ont au moins pris rang, dans l'opinion des praticiens, parmi les neutralisants du vice vénérien.

Ce que M. Legrand avait fait pour les maladies
syphilitiques, il l'entreprend pour les maladies scrofuleuses. A bien prendre, ce sont deux parties, seulement distinctes, d'une même tâche qu'il s'est imposée, et qu'il poursuit avec un zèle et une ardeur
qui sont dignes d'éloges. Le mémoire dont nous rendons compte n'est lui-même encore qu'une première partie de ses recherches sur les effets théra-

---

* Un volume in-8°, chez J.-B. Baillière, libraire.

peutiques de l'or dans les scrofules. Touts les faits qu'il renferme, et ce sont les faits qui abondent dans ce travail, plus encore que les considérations générales et les vues théoriques, ont rapport aux scrofules des parties molles. On sait que la peau, le tissu cellulaire, certaines parties du système muqueux, et plus encore les ganglions lymphatiques, soit extérieurs, soit intérieurs, sont, en faisant abstraction du système osseux et de ses annexes, les tissus organiques généraux sur lesquels le vice scrofuleux exerce plus particulièrement sa fâcheuse influence; on le voit; c'est le système lymphatique, au moins dans l'une de ses deux grandes divisions, plus d'autres systèmes d'organes, dans chacun desquels les vaisseaux absorbants ou lymphatiques abondent comme éléments de structure, en même temps qu'ils y remplissent des fonctions importantes. Si cela ne justifie pas pleinement, cela rend du moins plausible et soutenable jusqu'à un certain point l'hypothèse assez généralement répandue, que les scrofules sont une maladie spéciale du système lymphatique, soit qu'elles dérivent d'une altération de la lymphe, soit qu'elles aient pour cause immédiate un état d'atonie, de débilité, de langueur, de relâchement, ou d'affaiblissement vital de ce système organique lui-même. M. Legrand se propose de présenter plus tard à l'Académie le résultat de son expérience et de ses observations sur le même traitement par les préparations d'or, appliqué aux altérations des os d'origine scrofuleuse.

En attendant que M. Legrand ait achevé son œuvre, et rempli cette dernière partie de la nouvelle tâche qu'il s'est imposée, on peut toujours examiner la première, comme si elle formait un travail complet. Elle en forme un réellement, en ce sens, que celles des affections scrofuleuses auxquelles elle se rapporte, forment, entre toutes les affections de ce genre, une catégorie assez distincte; en ce sens encore, que les résultats auxquels M. Legrand est parvenu, que les succès qu'il a obtenus dans le traitement de ces affections scrofuleuses bornées aux parties molles, sont toujours chose acquise pour la science, quand même on ne voudrait en rien préjuger de favorable pour le traitement des affections scrofuleuses des os par les mêmes moyens, c'est-à-dire par les préparations d'or.

Rien n'est plus naturel que la pensée qui a présidé aux nouvelles recherches de M. Legrand, et nous concevons très bien comment, après avoir reconnu et constaté, par des faits multipliés, la puissance des agents thérapeutiques dont il s'agit, contre les maux d'origine vénérienne, ce praticien a dû songer à l'emploi des mêmes moyens dans le traitement de la maladie scrofuleuse ; maladie dont les symptômes, comme ceux de la maladie vénérienne devenue constitutionnelle, sont d'ailleurs quelquefois si persistants, si rebelles, si opiniâtres. Vraiment, il existe entre les affections syphilitiques et les affections scrofuleuses plus d'analogie qu'il ne le paraît au premier abord. Sans doute elles diffèrent sous le rapport de l'origine : les premières, c'est-à-dire les maladies vénériennes, peuvent être seulement ou accidentelles et nées d'une contagion, ou héréditaires et transmises par la conception : l'affection scrofuleuse est bien héréditaire aussi dans un assez grand nombre de cas; mais il ne paraît pas qu'elle puisse jamais être produite par contagion. Au lieu de cela, elle est souvent innée et simplement innée; car beaucoup de sujets en apportent le germe en naissant, sans qu'il soit vrai et qu'on puisse dire qu'il leur a été transmis par les parents; et c'est chose trop commune de voir des familles nombreuses dans lesquelles un ou plusieurs enfants sont atteints de scrofules congéniales, les autres ayant en partage, comme leurs parents, une constitution saine et vigoureuse. Elle peut être endémique, c'est-à-dire, très commune dans certains pays, dans certains lieux, et développée là sous l'influence de l'air, des eaux et du sol, influence à laquelle s'adjoint nécessairement le concours de l'hérédité. Elle peut être accidentelle ou acquise, non pas, comme la maladie vénérienne, par l'intervention et sous l'influence d'un principe contagieux, mais par le seul fait de circonstances hygiéniques désavantageuses. Qu'on suppose un enfant né de parents sains, lui-même bien fort, bien portant, avec touts les éléments de vie, toutes les apparences d'une bonne constitution, chez lequel tout semble faire présager un heureux développement; qu'au lieu d'être environné de touts les soins dont notre enfance a tant besoin, il re-

çoive d'abord le lait d'une femme ou vieille ou mal
portante, que plus tard il soit nourri d'aliments gros-
siers et mal préparés, qu'il soit mal vêtu et tenu dans
la malpropreté, qu'il soit continuellement soumis
sans précautions à toutes les intempéries de l'atmosphère, et qu'il ait pour demeure habituelle des lieux
bas, froids et humides : il peut devenir, très probablement même il deviendra scrofuleux. Ainsi le deviennent tant d'enfants appartenant aux basses classes
de la société, alors même que leur constitution n'é-
tait pas primitivement contaminée, mais soumis
qu'ils ont été à toutes les causes les plus propres à
faire naître un état de débilité et d'atonie dans tout
l'organisme. Il faut aussi noter, comme trait distinc-
tif entre l'affection scrofuleuse et l'affection vénérienne, que la première est toujours de prime abord
générale ou constitutionnelle, tandis que (n'était le
cas de transmission héréditaire, n'étaient encore
quelques circonstances bien rares, où la syphilis
s'annonce par des phénomènes qui dénotent une viciation générale de l'économie) elle ne devient constitutionnelle qu'après l'apparition de premiers symptômes, effets eux-mêmes d'une contagion immédiate ;
elle n'est générale ou consécutive qu'après avoir été
primitive et locale. Ajoutons que, dans sa cause,
dans ce qui la constitue essentiellement, la syphilis
a quelque chose de plus spécifique que l'affection
scrofuleuse.

Mais comme la syphilis devenue constitutionnelle,
es scrofules constituent une maladie essentiellement

chronique : dans l'affection scrofuleuse , comme
dans la syphilis constitutionnelle , et indépendam-
ment de ce qui fait le caractère propre de chacune
d'elles, le vice général de l'économie est marqué par
l'atonie, par un certain degré d'imbécillité physique
des organes. Même affinité de la syphilis et des scrofules pour certains organes, certains tissus, certaines
parties où l'on voit se développer particulièrement
les diverses lésions par lesquelles se traduit et s'exprime le vice général de l'organisation. Il y a d'ailleurs, sinon identité parfaite, entière et complète
similitude, du moins analogie des plus grandes entre
leurs symptômes respectifs; et bien qu'en général
ces symptômes aient pour chacune des deux affections une physionomie qui en décèle l'origine et le
caractère, il est certain aussi que, dans beaucoup de
cas, ils empruntent la manière d'être des uns des autres, à tel point, qu'avec le plus grand talent d'observation, il peut arriver qu'on prenne une syphilis
ancienne et constitutionnelle pour une affection scrofuleuse, et réciproquement une affection de cette dernière sorte pour une maladie vénérienne. Toutes ces
circonstances ont servi de base à l'opinion, assez
étrange d'ailleurs, professée par quelques médecins,
que les scrofules ont pour origine première , pour
souche la syphilis; qu'elles ne sont que cette dernière
métamorphosée. Sans consacrer cette hypothèse, on
peut admettre qu'il existe certains rapports entre ces
deux cachexies, et qu'elles peuvent comporter l'application des mêmes méthodes de traitement. Et en

effet, l'expérience de chaque jour démontre qu'elles sont attaquables, et attaquables avec succès, par les mêmes moyens thérapeutiques.

Comme touts les autres métaux, l'or a été mis dès long-temps à contribution par la médecine : dès long-temps, il a été compté au nombre des plus puissants modificateurs de l'économie animale ; et depuis les Arabes, qui en ont les premiers introduit et recommandé l'usage intérieur, il n'a pas cessé d'être considéré comme un des excitants les plus énergiques. Mais il s'en faut qu'il n'y ait qu'une seule et même manière de voir sur les bons effets qu'on peut retirer d'un médicament aussi actif, sur les circonstances dans lesquelles il convient le mieux de l'employer. En ce qui concerne d'autres métaux et leurs diverses préparations, la science a fait plus de progrès ; du moins s'accorde-t-on plus généralement sur leur mode d'action, et sur le degré de confiance qu'il faut leur accorder. Cela est vrai particulièrement des *préparations de* FER, de BISMUTH, d'ARGENT, de ZINC, d'ARSENIC, de MERCURE, etc. D'où vient que l'opinion est encore flottante et incertaine relativement à l'utilité des *préparations d'*OR, et que tandis qu'on ne conteste pas leur puissante énergie, leur action stimulante à un haut degré, il y ait encore tant d'esprits prévenus contre leur usage, et qui doutent qu'on puisse en obtenir des effets thérapeutiques à peu près constants et suffisamment calculables? C'est probablement que les expérimentateurs se sont trop promptement découragés; c'est qu'ils n'ont

pas mis dans leurs essais toute la suite, toute la per-
sévérance nécessaire pour arriver à des résultats qui
ne laissent plus le moindre prétexte au doute et à l'incertitude. Peut-être aussi que pour ce qui concerne
en particulier les affections scrofuleuses, la vogue
extrême dont jouissent depuis quinze ou vingt ans
l'IODE et *ses préparations*, dont ne s'accommodent
cependant pas, il faut le dire, toutes les constitutions,
a détourné des recherches dont la *Méthode aurifère*
aurait pu être l'objet. Toujours est-il que, soit pour
contester, soit, au contraire, pour soutenir l'efficacité des *préparations d'*or dans le traitement de certaines affections chroniques, particulièrement dans
celui des affections scrofuleuses, on aurait peine à
rassembler jusqu'à présent des faits imposants par
leur nombre et par leur caractère.

Il existait donc dans la science à cet égard une véritable lacune. M. Legrand s'est efforcé de la remplir,
et vos commissaires ne sauraient trop louer les soins
qu'il a pris pour réunir en un seul faisceau des
observations qui perdaient de leur valeur, parce
qu'elles étaient trop éparses, trop disséminées, et
plus encore le zèle avec lequel il a soumis lui-même
un assez grand nombre de sujets atteints de scrofules,
au seul traitement par les préparations d'or. Une
chose remarquable, et qui semble imprimer à beaucoup de faits consignés dans le travail dont nous
rendons compte, un caractère particulier, et surtout
les rendre plus décisifs, plus concluants, c'est que,
parmi les individus sur lesquels M. Legrand a expé-

rimenté, il s'en est trouvé qui, pendant toute la durée
du traitement auquel ils étaient soumis, sont restés
au milieu des circonstances hygiéniques les plus
désavantageuses, à cause de leur état habituel
d'indigence; et néanmoins la marche, les progrès
de l'affection scrofuleuse dont ils étaient atteints
ont été enrayés; des accidents graves se sont dissipés sous l'empire et par le seul usage des préparations d'or, puisqu'on ne pouvait faire concourir
au traitement ni le bon air, ni la bonne nourriture,
ni les soins de propreté, aucune enfin des conditions hygiéniques dans lesquelles il est si avantageux de pouvoir placer les sujets atteints de scrofules. De tels faits sont concluants au dernier point,
et démontrent au-delà de toute espèce de doute le
parti avantageux qu'on peut tirer du traitement
par la méthode aurifère dans la maladie scrofuleuse.

Comme pour la maladie vénérienne, l'or peut
être administré contre les scrofules de différentes
manières et à différents états. En frictions faites à
l'extérieur, et comme moyen d'agir plus ou moins
directement sur des parties qui sont le siége d'engorgements chroniques, et de travailler à la résolution de ces engorgements dont les ganglions du système lymphatique sont le siége le plus ordinaire, ou
bien encore pour le pansement des ulcères scrofuleux, c'est l'or *pur* qui convient le mieux. Il doit
être mis préalablement à l'état de poudre impalpable : un corps gras, comme l'axonge, sert d'exci-

pient ; on l'y incorpore dans la proportion de 1/60°
environ ou de quatre à cinq grains par demi-once.
Toutefois cet or *divisé*, soit par des moyens méca-
niques , soit par des procédés chimiques, n'est pas
dénué d'action comme modificateur général de l'é-
conomie. On peut donc aussi l'administrer comme
ses oxides, comme les sels dont il forme la base ,
pour agir à l'intérieur, soit en pilules ou en pastilles, soit au moyen de frictions faites sur la langue.
Seulement, c'est chose démontrée par les recherches
de M. Legrand, et par les observations d'autres praticiens, que l'or *pur*, bien qu'infiniment divisé , n'a
point alors une puissance médicamenteuse égale à
celle des oxides ou des sels : l'action en est beaucoup
plus douce. On peut faire la même observation à l'é-
gard de touts les métaux dont l'usage est consacré en
thérapeutique. Au-dessus de l'or *divisé*, sous le rapport de la puissance d'action, il faut placer l'*oxide*
d'or par la potasse, puis l'*oxide d'or par l'étain*, au-
trement appelé *stannate d'or*, puis enfin le *perchlorure*
d'or et de soude, plus généralement désigné sous le nom
de *muriate d'or et de soude*. Ces dernières préparations
sont incontestablement les plus actives, et elles le sont
à tel point, qu'on ne peut et qu'on ne doit les administrer qu'à la dose d'un quinzième, d'un douzième
ou d'un dixième de grain. A dose plus forte, elles
produiraient une perturbation dans l'économie. Toutefois cette perturbation ne serait point comparable
à celles que peuvent produire, et ne produisent que
trop souvent, d'autres oxides ou sels métalliques,

tels que ceux d'ANTIMOINE, d'ARSENIC, de MERCURE. Ceux-ci sont essentiellement âcres et corrosifs : appliqués sur un organe, ou portés à l'intérieur dans un trop grand état de concentration, ils déterminent une irritation des plus violentes, bientôt suivie, dans certains cas, d'une véritable désorganisation : ce sont de violents poisons ; et parmi ces corps, il en est qui semblent avoir pour certains organes une funeste affinité; telles sont, par exemple, les *préparations arsenicales*, dont l'introduction dans l'économie par quelque voie que ce soit, et alors cependant qu'elles n'ont point été ingérées, est constamment suivie du plus grand désordre dans les fonctions de l'estomac et des intestins, avec altération de la structure de ces organes. Les *préparations aurifères* possèdent seulement au plus haut degré la propriété excitante, et les phénomènes graves qui pourraient résulter de leur usage trop peu calculé et trop peu mesuré, ont seulement le caractère d'une stimulation générale portée à l'excès. De là vient qu'administrées avec mesure, avec circonspection, elles ne sont jamais nuisibles, alors même qu'elles ne produisent pas les bons effets thérapeutiques sur lesquels on croyait pouvoir compter : de là vient qu'un des premiers effets de leur introduction dans l'économie, effet presque constant, c'est une activité plus grande des fonctions du système digestif : de là vient encore qu'on peut impunément en continuer l'usage bien plus long-temps que cela ne pourrait être pour les préparations de MERCURE, d'ARSENIC. N'était qu'elles doivent être administrées dans des proportions infiniment moindres, elles rentreraient sous se rapport dans la catégorie des *préparations ferrugineuses.*

Nous ne croyons pas devoir entrer dans de plus grands développements sur le travail que M. Legrand a présenté à l'Académie, moins encore voudrions-nous analyser les faits qui y sont consignés. Ces faits, en nombre considérable, sont fort analogues entre eux : ils ne diffèrent guère que sous le rapport du degré auquel était parvenue la maladie scrofuleuse, et des formes, nécessairement un peu variées, sous lesquelles elle se présentait chez les sujets qui ont été soumis à l'épreuve du traitement par la méthode aurifère. Nous ne pouvons que chercher à en saisir le principal caractère et les conséquences générales. Or, tous ces faits, qui pour la plupart sont particuliers, sont propres à M. Legrand (quelques uns ayant été communiqués par d'autres praticiens); touts ces faits, disons-nous, sont empreints d'un caractère d'exactitude et de vérité, et nous hésitons d'autant moins à les adopter, que nous avons vu plusieurs malades traités par les préparations d'or en voie de guérison, ou tout-à-fait délivrés de l'affection scrofuleuse dont ils avaient été atteints ; quelques uns portaient les traces ou les stigmates, si souvent inévitables, toujours indélébiles, et en quelque sorte caractéristiques, de leur affection passée.

Vos commissaires comprennent parfaitement les vœux de M. Legrand ; ils y applaudissent, et en forment avec ce médecin, ami des progrès de l'art, pour

que les résultats qu'il a obtenus ne soient pas perdus
de vue, et pour qu'ils soient, au contraire, un encoura-
gement à de nouvelles expérimentations. Ils espèrent
que la méthode aurifère, appliquée au traitement
des maladies d'origine et de nature scrofuleuse, recevra la sanction du temps et de l'expérience. Toutefois, dût-elle n'être que ce que sont tant d'autres
méthodes connues pour le traitement des scrofules,
dût-elle être placée seulement sur la même ligne, et
ne mériter que le même degré de confiance, il faudrait encore la considérer comme une conquête utile
pour la science. En effet, les maladies chroniques,
bien plus encore que les maladies aiguës auxquelles
l'homme est exposé, se refusent, par leur caractère,
à ce qu'un même système de traitement, un
même agent thérapeutique soit appliqué à chacune, toujours de la même manière, chez touts
les sujets indistinctement, constamment, avec les
mêmes avantages. On est heureux de pouvoir choi-
sir, pour chaque cas en particulier, entre diverses
méthodes de traitement qui, considérées en elles-
mêmes seulement, sembleraient offrir la même puissance, et promettre la même efficacité : et dans ce
choix on a égard à l'âge des sujets, à leur constitution naturelle, qu'il ne faut pas confondre avec leur
constitution pathologique, aux conditions dans lesquelles ils vivent, et à d'autres circonstances qui,
ici comme ailleurs, compliquent les problèmes de
la médecine pratique, mais qui n'empêchent pas que,
bien que ses calculs reposent sur des données pure-

ment intellectuelles, elle n'ait aussi son degré de certitude et de probabilité.

En définitive, les recherches et les observations de M. A. Legrand sur l'usage des préparations d'or dans le traitement de l'affection scrofuleuse, encore bien qu'elles n'aient trait qu'aux scrofules des parties molles, offrent déjà néanmoins un intérêt réel, en même temps qu'elles tendent à un but évidemment utile. Elles mettent en relief une méthode thérapeutique des scrofules dont les avantages étaient jusqu'alors fort contestés. Elles méritent donc l'approbation de l'Académie, et vos commissaires pensent que M. Legrand doit être invité à poursuivre et à compléter le plus tôt possible la tâche qu'il s'est imposée. Un nouveau travail, qui aurait l'importance et le mérite de celui dont nous venons de rendre compte, lui ferait acquérir des droits à un témoignage encore plus éclatant de la satisfaction de l'Académie.

Signés DUMÉRIL , ROUX , *rapporteur.*

L'Académie adopte ces conclusions.

Certifié conforme :
Le secrétaire perpétuel,
FLOURENS.

Extrait des comptes-rendus des séances de l'Académie des sciences, séance du 27 février 1837.)

DE L'OR

TRAITEMENT DES SCROFULES.

———

PREMIER MEMOIRE.

L'OR, sous les auspices de mon vénérable ami, le docteur Chrestien, de Montpellier, est maintenant généralement employé dans tout le midi de la France et dans plusieurs contrées étrangères, pour le *traitement des affections syphilitiques et scrofuleuses;* il n'en est pas de même pour Paris. Malgré mes constants efforts, malgré l'ouvrage que j'ai publié, et que l'Académie, par l'organe de M. le professeur Magendie, a daigné honorer de son suffrage (1); malgré aussi les travaux de mon excellent ami, M. le docteur Duhamel, dont j'ai l'honneur

---

(1) DE L'OR, de son emploi dans le traitement de la syphilis récente et invétérée;

DU MERCURE, de son inefficacité et des dangers de l'administrer dans le traitement des mêmes maladies, *avec une appréciation du traitement antiphlogistique.*

DEUXIÈME ÉDITION, précédée du rapport fait à l'Académie royale des sciences, par M. le PROFESSEUR MAGENDIE.

Paris, 1832, 1 vol. in-8°; chez Baillière, libraire, rue de l'Ecole-de-Médecine, n° 13; et Bourgeois-Maze, quai Voltaire, n° 21.— Prix : 5 fr., et 6 fr. 50 c. par la poste.

de faire distribuer aujourd'hui même à l'Académie le rapport (1) fait sur cet objet à la Société de médecine pratique;
c'est à peine si cet agent thérapeutique est connu de quelques médecins de cette capitale, qui encore, pour la
plupart, n'ont entendu parler que du *muriate d'or*. C'est
toujours, pour la presque totalité des praticiens de Paris,
et pour les plus répandus surtout, un médicament dange-
reux, ou, par une contradiction fort extraordinaire, un
agent thérapeutique impuissant et absolument infidèle.

On a bien aussi cherché à déverser sur moi quelque ridi-
cule (2), ce qui me serait resté fort indifférent, si la consé-
quence n'en avait point été de nuire à la méthode que je pré-
conise. Je m'en suis cependant peu inquiété ; j'ai continué
mes travaux en silence, et, convaincu de la justesse de

(1) RAPPORT *sur les consultations publiques données à l'Hôtel-de-
Ville, par les membres de la Société de médecine pratique, commis
à cet effet, depuis le 1er octobre 1833, jusqu'au 31 mars 1834* ; par
M. le docteur DUHAMEL ; publié avec quelques notes par M. le docteur
A. LEGRAND. — Brochure in-8.

(2) Ainsi M. le docteur N. Devergie, dans un ouvrage considérable par son format (in-4°), *illustré* par de fort belles planches
coloriées, du reste écrit d'un style qui n'est pas plus curieux que
correct, s'exprime ainsi sur mon compte (tome I, page 196) :
« La même opinion est professée par M. A. Legrand, qui a publié
» récemment un gros volume sur l'or et le mercure. Ce jeune
» médecin, engoué des préparations d'or, ne voit pour les véné-
» riens d'autres moyens de salut que son médicament chéri ; aucun
» autre ne trouve grâce auprès de ce confrère enthousiaste, que
» mûriront sans doute les enseignements de l'expérience. D'un style
» plus curieux que correct et relevé, M. A. Legrand stygmatise
» tous les auteurs assez malavisés pour ne point partager sa ma-
» nière de voir. Après la lecture de son livre, on n'y trouve qu'une
» idée dominante : *de l'or, toujours de l'or, rien que de l'or !*......
» C'est le remède par excellence, c'est une vraie panacée univer-

mes vues, je persévèrerai dans mes efforts pour propager
mes opinions, bien certain qu'en cela je travaille au soulagement de l'humanité. C'est du temps, juste appréciateur
de tout, que j'en attends le triomphe auquel j'espère
arriver par la publication de faits nouveaux, recueillis dans
ma pratique ou fournis par de bienveillants confrères. Je
viendrai alors, comme aujourd'hui, en appeler au jugement, au témoignage de l'Académie, bien assuré que son
suffrage, si je suis assez heureux pour le mériter, sera le
plus puissant appui que je puisse trouver pour parvenir à
mon but. Cependant, quant à ces nouvelles observations,

» selle ; et quand elle ne guérit pas, c'est toujours la faute du prati-
» cien qui l'a administrée. »

La réponse à cette note inconvenante est facile ; je la trouve à la
même page du même ouvrage : « Si les préparations d'or sont loin
» d'être un spécifique contre la syphilis, il est toujours certain
» qu'en médecine elles sont d'un grand secours. *Je les ai peu
» employées dans le traitement de la maladie en question* (*peu* ici,
» veut probablement dire *pas du tout*); mais j'en ai fait usage plu-
» sieurs fois contre quelques affections du système lymphatique,
» telles que dartres, engorgements glanduleux, etc., *et je n'ai eu
» qu'à m'en louer.* » Hé bien ! que M. Devergie, au lieu d'employer
peu les préparations d'or, les emploie *beaucoup* dans le traitement
des affections syphilitiques, ou seulement plusieurs fois comme il
a fait pour les maladies du système lymphatique, et comme moi il
en deviendra partisan enthousiaste. Et alors on ne trouvera plus
dans tous les écrits de M. Devergie que deux idées dominantes :
*des sangsues et de l'eau tiède, toujours des sangsues et de l'eau
tiède, et rien que des sangsues et de l'eau tiède !*..... En effet,
M. Devergie, *mûri sans doute par les enseignements de l'expérience,* comprendra que ces deux moyens ne sauraient être une
panacée universelle.

Nota. Cette note ne fait pas partie du texte qui a été soumis au
jugement de l'Académie des sciences.

qui toutes auraient trait à des *affections syphilitiques*, je
veux encore attendre que le temps ait témoigné en faveur
de la solidité des cures obtenues, et je crois faire bien en
retardant ces publications. Je ne pense pas devoir faire de
même quant aux *affections scrofuleuses*. En effet, ce petit
nombre de praticiens qui par-ci par-là ont expérimenté avec
la méthode aurifère, *je me trompe, avec le muriate d'or*, ne
l'ont fait que dans quelques cas rares de syphilis constitutionnelle, et presque toujours après avoir épuisé toutes
les ressources qui leur étaient offertes par les anciennes
méthodes. Mais il n'en est aucun (1), que je sache du
moins, qui ait essayé d'employer ce métal, ou même ce
sel, dans le traitement des scrofules, quoique ce soit
une des maladies où l'or se montre le plus efficace. Et
cette maladie est encore une de celles qui affligent le plus
l'espèce humaine, et dont l'incurabilité relative désespère
toujours les praticiens, quoique sous ce rapport la science
ait infiniment gagné depuis les beaux travaux de M. le
docteur Lugol sur l'iode.

Comme je l'ai exposé avec soin dans mon ouvrage, auquel je dois renvoyer pour de plus amples détails, l'or est
administré sous trois formes : 1° à l'état métallique, *or divisé*, soit par un procédé mécanique, soit par un procédé
chimique ; 2° à l'état d'oxide, *oxide d'or par la potasse*,
oxide d'or par l'étain ou *stannate d'or*; 3° à l'état de sel,
perchlorure d'or et de sodium (2). Ces différentes préparations

(1) Il faut excepter M. le docteur Duhamel, qui obtient dans ce
moment, avec la méthode aurifère, les plus brillants succès dans les
maladies de ce genre.

(2) Depuis quelque temps j'ai introduit dans la thérapeutique
une nouvelle préparation d'or, le *sulfure*, que j'administre dans
le traitement des affections dartreuses ou *dermatoses*. Quand le

s'administrent en frictions sur la langue, à l'intérieur, et
en pansements sur les plaies : à l'intérieur on les donne sous
la forme de pastilles ou sous celle de pilules, en les associant à des extraits. Parmi ceux-ci il n'existe que l'*extrait
de thymélée* qui soit doué de propriétés marquées; les
autres, pour la plupart, sont insignifiants. J'ai indiqué
avec soin dans mon ouvrage, auquel je renvoie de nouveau, les règles à observer, les précautions à prendre
pour préparer chimiquement et pharmaceutiquement, et
administrer les diverses préparations d'or. Il est peu de
praticiens, après avoir lu les chapitres III et IV de cet ouvrage, pourvu qu'ils aient aussi quelque habitude de voir
des malades, qui ne puissent bien formuler une ordon-
nance de préparation d'or, et ne parviennent, quoique
plus difficilement, à déterminer quelle préparation et quel
mode d'administration conviennent le mieux à tel cas et à
tel individu. Il est, du reste, plus facile de le déterminer
pour les affections scrofuleuses que pour les maladies vénériennes; parce que, dans le premier cas, il existe presque
toujours une détérioration de l'économie qui permet d'avoir
plus souvent recours au perchlorure d'or et de sodium et au
stannate, qui sont les deux préparations les plus actives;
vient ensuite l'oxide d'or par la potasse, puis l'or divisé,
qui est la plus douce de toutes, et peut-être aussi celle
dont les effets sont les plus certains.

Donnant ainsi, dans ce premier mémoire, un certain
nombre d'observations qui tendent à prouver l'efficacité de
l'or dans le traitement des scrofules, je n'ai pas cru

moment en sera venu, je ferai connaître les résultats que j'aurai
obtenus; jusqu'à ce moment je n'ai qu'à m'en féliciter. J'ai voulu
aujourd'hui profiter de l'occasion de ce mémoire, pour prendre
date au sujet du *sulfure d'or*.

pouvoir les présenter pêle-mêle, et j'ai suivi un certain
ordre dans la manière de les disposer, de façon que le lec-
teur puisse faire en les lisant une étude, sans doute bien
incomplète, des désordres que peut causer le vice scrofuleux dans l'économie animale. Mais il n'y sera question que des maladies des parties molles, tandis que le
second sera tout entier consacré au traitement des maladies des os et des tendons. Les observations qu'on va lire
seront donc classées selon la gravité des symptômes, et
selon l'ordre et le nombre des organes attaqués. A chaque
observation, je me livrerai aussi aux considérations que je
croirai de nature à éclairer le diagnostic, le pronostic et
le traitement des maladies scrofuleuses. Je ne négligerai
pas non plus de donner les renseignements les plus circon-
stanciés sur les effets physiologiques et thérapeutiques de
l'or, et d'indiquer les meilleures méthodes à suivre pour son
administration.

Obs. I, *extraite de ma pratique.* Engorgement d'une glande
du cou dissipé en quinze jours par l'or divisé, en frictions sur la
tumeur.

Madame M***, épouse d'un artiste distingué de ce nom,
m'appela, le 7 mars 1828, pour lui donner mon avis sur
sa fille, âgée de onze mois, qu'elle nourrissait, et à laquelle
il était survenu sous le côté droit de la mâchoire inférieure
une glande de la grosseur d'un petit œuf de pigeon, cir-
conscrite, dure au toucher, peu chaude, d'un rouge pâle,
n'offrant du reste aucune fluctuation. Cette petite fille
était fort lymphatique, et sa mère, d'origine anglaise,
portait au cou la cicatrice d'un coup de bistouri donné pour
ouvrir une glande qui s'était engorgée à l'âge de seize ou
dix-sept ans; du reste, la petite M*** paraissait jouir d'une

fort bonne santé. Je fis pratiquer trois applications d'une sangsue chaque fois, en laissant trois à quatre jours d'intervalle d'une application à l'autre ; en même temps j'administrai des laxatifs doux. Ce traitement dissipa les accidents inflammatoires et procura une diminution considérable de l'engorgement. Mais la glande, une fois réduite à la grosseur d'une forte amande, resta stationnaire, et j'attendis en vain pendant quinze jours au moins que le travail de résolution se continuât. Alors je fis pratiquer matin et soir une friction sur la glande engorgée avec la pommade suivante :

> Pr. Or divisé. . . . . 10 grains.
> Axonge. . . . . 1 once.

Mêlez avec soin sur le porphyre et à l'aide de la molette.

Après quinze jours de l'usage de cette pommade, dont on consommait soir et matin gros comme un fort pois, cet engorgement, qui ne s'était pas renouvelé un an après, fut entièrement dissipé. Mais à cette dernière époque, cette enfant, que j'ai perdue de vue depuis, menaçait d'être bientôt rachitique.

Cette observation est sans doute d'une faible importance, puisque l'or n'ayant point été administré à l'intérieur, la constitution de cette petite malade n'a pu en être modifiée, et qu'elle a bien pu par la suite être aussi tourmentée par le vice scrofuleux que si elle n'avait jamais suivi ce traitement. Cependant elle constate que l'or métallique, employé en frictions sur la peau, a une action résolutive marquée. J'en doutais encore à l'époque où je traitais la petite M***; mais depuis, des faits nombreux m'ont prouvé les bons effets qu'on peut retirer de ce métal réduit en poudre impalpable et employé en frictions sur les engorgements, après l'avoir incorporé dans l'axonge. Avant d'avoir recours à cette pommade pour la petite M***, j'avais fait faire quelques frictions avec la pommade mercurielle adoucie ; elles n'eurent d'autre résultat que de produire une éruption érysipélateuse, qui excita une vive douleur et dont il fallut attendre la guérison. Les pommades aurifères n'ont pas cet inconvénient, à moins que les poudres incorporées ne renferment quelques fragments de métal, auquel cas il pourrait se produire une irritation mécanique. Je n'ai jamais employé le perchlorure d'or et de sodium incorporé dans l'axonge ; je croyais qu'il s'y décomposait trop complètement ; M. Laillet, pharmacien, a eu l'occasion de reconnaître que cette décomposition était loin d'être complète ; aussi je me propose de ne pas laisser échapper la première occasion qui se présentera d'administrer le sel aurifère de cette façon.

OBSERV. II, *par* M. le docteur BEAUCLAID, médecin à Clermont (Hérault). Engorgement des glandes du cou. Inefficacité des topiques résolutifs. Guérison par le perchlorure d'or et de sodium en frictions. Quatre mois de traitement. Cure qui date de cinq ans.

« Mademoiselle Missié, de Clermont, âgée de dix-sept
» ans, réglée depuis un an, d'une constitution lympha-
» tique, habituellement pâle, avait au cou, depuis plus
» de quatre ans, une traînée de glandes engorgées. Elle
» n'y avait jamais ressenti de douleur ; elle avait pendant
» long-temps et inutilement employé plusieurs topiques ré-
» putés fondants. Après quatre mois de l'emploi du mu-
» riate d'or en frictions sur la langue, en débutant par un
» quatorzième et poussant la dose jusqu'à un onzième de
» grain seulement, j'obtins une parfaite guérison qui, depuis
» cinq ans, ne s'est pas démentie. »

Dans ce cas, avant d'avoir recours au sel aurifère, on n'avait essayé que des moyens locaux ; dans le cas suivant, on avait auparavant tenté la cure, mais en vain, à l'aide d'autres médicaments, de sorte qu'il est permis de dire qu'elle prouve, encore plus que la précédente, en faveur de la méthode aurifère.

Observ. III , *par le même.* Engorgement des glandes du cou. Inefficacité des préparations mercurielles et antimoniales, avec les extraits de ciguë et d'aconit. Guérison par le perchlorure d'or et de sodium en frictions. Cure qui date de six ans.

« Mademoiselle Bringuier, de Clermont, âgée de dix-
» sept ans, réglée depuis deux ans, mais d'une manière
» irrégulière, et ne perdant à chaque époque qu'une pe-
» tite quantité d'un sang noirâtre, ayant de l'embonpoint
» et le teint fleuri, portait depuis l'âge de huit à dix ans
» un engorgement dur, mais sans douleur, des glandes du
» cou ; il était assez considérable pour mettre cette région
» de niveau avec les joues. On avait infructueusement
» employé contre cet engorgement une infinité de remèdes,
» parmi lesquels les préparations mercurielles et antimo-
» niales réunies aux extraits de ciguë et d'aconit avaient
» joué le principal rôle. Je conseillai, pour tout traite-
» ment, des frictions sur la langue avec le muriate d'or
» à la dose de 1/14e de grain qui fut portée à 1/10e. Après
» six mois de l'usage de ce remède, la malade fut radica-
» lement guérie de ses engorgements et le flux menstruel
» régularisé. Six ans se sont écoulés depuis cette époque ;
» et ces heureux effets ne se sont pas encore démentis. »

Cette seconde observation de M. Beauclaid vient à l'appui de ce que j'ai dit dans mon ouvrage des *vertus emménagogues de l'or.* Voici comment je me suis exprimé à ce sujet (chap. IV, p. 72). « C'est par son action sur le

» système sanguin que l'or devient un puissant emména-
» gogue ; aussi l'avons-nous toujours vu être efficace pour
» détruire l'influence morbide syphilitique ou scrofuleuse
» qui retarde si fréquemment chez les femmes l'établis-
» sement de la menstruation , et amener cette évacua-
» tion périodique qui joue un rôle si important dans leur
» santé et dans les fonctions qu'elles sont appelées à rem-
» plir. M. Souchier, dont le nom se représentera souvent
» dans le cours de cet ouvrage, a constaté dans sa pratique
» les vertus emménagogues du perchlorure d'or et de
» sodium. Ce sel lui a presque constamment réussi quand
» il-l'a administré dans le but de rétablir le flux menstruel,
» et il possède plus de trente cas dans lesquels il avait mis
» en vain à contribution toute la classe des toniques et
» celle des emménagogues les plus usités, et où il a eu à
» se louer d'une manière toute particulière de l'adminis-
» tration du perchlorure. »

Observ. IV, *extraite de ma pratique*. Engorgement d'une glande
du cou. Cure longue et difficile par le perchlorure d'or et de
sodium en frictions, le stannate d'or et l'extrait de thymélée à l'intérieur et à l'extérieur. Succès que n'a pas démenti un intervalle de
six ans et demi.

Eugénie G*** (4 janvier 1828), âgée alors de cinq ans
et demi, est issue d'un père qui a eu de nombreuses
maladies vénériennes, mais qui paraît cependant jouir
d'une excellente santé et avoir une bonne constitution ; et
d'une mère non maladive, mais d'une constitution plus
molle que je ne saurais dire. Jusqu'à vingt-deux mois, cette
petite fille, qui fut nourrie par sa mère, s'est toujours
bien portée ; à cet âge, il lui survint une glande sous la
mâchoire inférieure ; c'est celle qui existait encore au moment où j'entrepris de la traiter. Elle était située sous le

menton et transversalement sur la ligne médiane ; sa surface était dépouillée d'épiderme. A trois ans, il lui survint à gauche, dans l'intervalle des fausses côtes et successivement, trois engorgements qui s'abcédèrent spontanément, à l'exception du second, qui fut ouvert par l'instrument tranchant. On retrouve facilement les cicatrices de ces trois engorgements. Les lèvres de cette petite fille sont gonflées, et les ailes du nez écartées.

Je lui fis immédiatement commencer le perchlorure d'or et de sodium en frictions sur la langue, et j'en élevai successivement la dose de $1/20^e$ de grain par friction à $1/10^e$, de telle manière que le 7 juillet, elle en avait consommé 9 grains. On voit déjà que la malade mettait de la négligence dans son traitement, puisque cette dose de sel aurifère aurait dû être consommée en 136 jours, au lieu de 180 qu'elle y mit. Nous signalerons plus tard une autre cause plus puissante de la lenteur de la cure enfin obtenue. Dans les premiers temps de l'usage du sel aurifère, il est survenu à trois ou quatre reprises, et à deux ou trois jours d'intervalle, un léger dévoiement qui avait une durée variée, mais qui, dans les premiers moments, était quelquefois de plusieurs jours. Ce léger dérangement a bientôt cessé, et s'il s'est représenté, ce n'a plus été que de loin en loin. On a observé de l'augmentation dans l'appétit, les fonctions digestives se sont améliorées et ont bientôt acquis la plus parfaite régularité. La petite a en même temps pris de la gaieté ; son *facies* est devenu de jour en jour meilleur par la diminution bien sensible dans le gonflement des lèvres et des ailes du nez. Dans les premiers jours de mars, des mouvements critiques se sont manifestés ; il y a eu une augmentation bien marquée dans la sécrétion des urines, et la glande a laissé suinter de temps

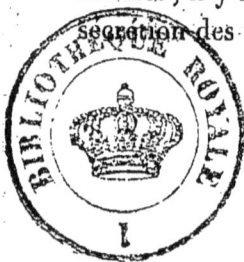

à autre une gouttelette d'un pus liquide et grisâtre; en
même temps elle a, quoique lentement, diminué chaque
jour de volume d'une manière sensible. Plus tard (20 avril),
les urines ont cessé d'être aussi abondantes, mais elles ont
déposé, et il leur a succédé des sueurs bien marquées,
qui se manifestaient touts les matins avant le réveil de la
jeune malade.

Quand, le 7 juillet, je vis que je n'avançais plus,
je prescrivis le perchlorure à la dose de 1/8ᵉ de grain
et des frictions faites sur la glande matin et soir avec
la pommade contenant de l'or divisé (*Voyez* Observation Iʳᵉ). Cette modification dans le traitement fut presque sans résultat, et il devint bientôt évident pour moi que
la jeune malade était habituée au sel aurifère. Je prescrivis alors des pilules avec 1 grain d'extrait de thymélée
et 1/10ᵉ de grain d'oxide d'or par l'étain, et dans la pommade je remplaçai l'or divisé par ce même oxide. J'aug-
mentai successivement la dose de l'extrait et celle de
l'oxide, de façon que le 5 janvier 1829, Eugénie prenait
chaque matin à jeun 1 grain de stannate d'or et 3 grains
d'extrait de thymélée : à la même époque, l'extrait de
thymélée fut introduit dans la pommade à la dose de
5 grains, comme le stannate. Ce nouveau mode fit
reparaître les mouvements critiques, quoiqu'on ne se fût
jamais montré si peu exact à faire suivre son traitement
à la jeune malade; il y eut aussi une nouvelle diminution très marquée de la glande, surtout dans une de ses
extrémités. Les mois d'octobre, novembre et décembre se
passèrent sans amélioration sensible, seulement la petite
malade se développa, grandit, et sa santé générale prit
une solidité qu'elle n'avait jamais eue. A cette époque,
le refus qu'on fit de la recevoir dans un pensionnat, par

suite du petit engorgement qui persistait encore, fut cause
que de nouveau, pendant quelque temps, on lui fit prendre
exactement ses pilules; et on pratiqua de même les frictions, ce qu'on ne faisait que tout au plus deux ou trois
fois par semaine depuis quatre mois; aussi le 15 février suivant y eut-il un changement complet dans l'état de la
glande, et put-on la considérer comme entièrement dissoute. En effet, il n'en restait plus que deux petits tubercules, placés à chacune de ses extrémités, et qui étaient
tout-à-fait semblables à ces turgescences qu'offrent si souvent les cicatrices d'ulcères scrofuleux. Quant à ces
deux tubercules, qui étaient au plus gros comme deux
lentilles, j'obtins leur disparition complète en les cauté-
risant un grand nombre de fois avec le muriate d'or
acide.

Ainsi il m'a fallu quatorze mois de traitement pour obtenir un résultat aussi petit en apparence que celui de la
disparition d'une glande grosse comme une forte amande.
Voyons si la méthode que j'ai mise en usage mérite ce re-
proche qu'un esprit prévenu pourrait fort bien lui adresser.
Commençons d'abord par réduire le traitement à sa véritable durée, et disons que par les continuelles suspensions
qu'on y a mises, et qui, pour la plupart, n'étaient pas mo-
tivées, on peut le réduire à une durée effective de huit
mois. En second lieu, j'ai rencontré chez la jeune malade
les conditions hygiéniques les plus contraires au succès. En
effet, elle a pour mère la femme la plus malpropre que j'aie
jamais rencontrée de ma vie, et la petite G*** promettait
sous ce rapport de ressembler entièrement à sa mère.
Je n'ai jamais pu obtenir d'elle qu'elle se lavât, pas plus
que de sa mère qu'elle la lavât, ou que du moins elle la
conduisît au bain. Si souvent que j'y allasse, je n'ai jamais

vu une chemise blanche à la petite G***, et ne l'ai jamais vue coucher dans des draps blancs. Comme la dame G*** n'avait point assez d'aisance pour avoir une domestique, c'était elle qui soignait son appartement; il n'était pas mieux soigné que sa fille, et je ne crois pas que le carreau du sol des trois appartements que je lui ai vu occuper dans l'espace d'un an ait été jamais balayé; que les carreaux de vitre, pas plus que les joues de sa fille, aient jamais été lavés; je ne crois pas que la poussière ait jamais été dérangée des lieux où elle jugeait convenable de se placer. Quant aux aliments donnés à la petite malade, c'était sa mère qui les apprêtait, et c'est dire assez combien elle était mal et irrégulièrement nourrie. En outre, pendant six mois, elle a occupé un appartement situé au fond d'une arrière-cour, où ne pénétrait qu'à peine la lumière solaire et où l'air ne se renouvelait pas. Et dans cet appartement si insalubre déjà, la jeune malade occupait une alcôve profonde, obscure et sans air, où elle entrait tous les soirs à huit heures, pour n'en sortir le lendemain que de dix à onze heures et souvent à midi. C'est pendant ces six mêmes mois que le traitement, alors aussi fort négligé, a donné le moins de résultat.

Maintenant considérons la nature de cette glande engorgée, et surtout sa situation. Elle datait de quatre ans; sa surface externe était dépouillée de peau, et il semblait qu'un médecin opérateur qui eût voulu l'enlever, n'aurait eu qu'à la soulever avec une érigne, afin de la détacher des parties sous-jacentes; ce n'était que par cette face, beaucoup moins étendue que celle dénudée, que la glande conservait ses rapports avec le système général. L'action d'un traitement interne ne pouvait donc être que fort ente et fort difficile. Dans ce cas, le traitement par l'or a fait ce qu'eût fait l'instrument tranchant; il n'a pas fait revenir à l'état normal un organe malade, mais il en a déterminé l'entière disparition.

Voici aujourd'hui (15 août 1835) six ans et demi que cette cure difficile a été obtenue, et aucun symptôme n'est venu la démentir. J'ai assez souvent des nouvelles de la petite G***, et je sais qu'elle se porte toujours aussi bien, quoiqu'elle soit toujours aussi malpropre.

M. Fuzet du Pouget, docteur en médecine de l'Université de Montpellier, inspecteur des eaux thermales de Saint-Laurent, a aussi administré le muriate d'or dans le traitement des scrofules, et le succès a couronné cette tentative. Je regrette qu'il n'ait pas pu envoyer d'observations complètes à M. Chrestien, mais du moins les lignes suivantes, extraites d'une lettre écrite à mon vénérable confrère, attestent ses succès.

« Je puis citer encore deux observations marquantes où » l'usage du muriate d'or a produit les plus heureux effets » dans des engorgements glanduleux anciens dus à un prin-» cipe scrofuleux : ce remède a agi avec promptitude et » énergie. »

M. Fuzet du Pouget administre le perchlorure dissous dans l'eau distillée dans la proportion de quatre grains de sel pour dix onces d'eau, et à la dose d'une cuillerée à bouche de cette solution prise le matin à jeun dans une tisane appropriée. Sans me prononcer absolument sur ce mode d'administration, je dirai qu'il m'a peu réussi dans le petit nombre d'essais que j'en ai faits. Ce n'est pas que je n'aie, assez souvent même, administré le sel triple à l'intérieur, mais ce n'était pas l'eau distillée qui lui servait d'excipient. Il faut dire que, par cette méthode, le sel aurifère est administré sans aucune décomposition, et que par conséquent on sait bien les proportions qu'on en donne. Mais aussi, et par cette même raison, cette solution conserve toutes les propriétés irritantes (1) qu'on a trop généralement attribuées au perchlorure d'or et de sodium, et il faut trouver un estomac qui soit dans des conditions bien favorables, pour qu'elle ne soit pas rejetée ou ne détermine pas une irritation gastro-intestinale. Je ne voudrais cependant pas que l'on induisît de mes paroles qu'il faut absolument repousser la méthode employée par M. Fuzet du Pouget dans le traitement des scrofules, par le gendre de M. Chrestien, M. le docteur Bourquenod, dans le traitement de la syphilis (2), et par moi-même (3).

(1) M. Berzélius ayant reconnu que le cyanogène pouvait se combiner avec l'or et former un *cyanure d'or*, M. Pourché, après M. Chrestien, a expérimenté avec cette nouvelle préparation aurifère. Il la croit plus efficace, et cependant moins irritante que le perchlorure d'or et de sodium ; il l'administre aussi dans le traitement de la syphilis et des scrofules. Le nouveau sel s'emploierait aux mêmes doses et sous les mêmes formes que le sel triple, mais il aurait sur lui l'immense avantage de ne pas se décomposer quand on le mêle à des extraits ou à du chocolat pour en faire des pilules ou des pastilles ; il n'est pas soluble dans l'eau. Je ne laisserai point échapper la première occasion qui se présentera d'expérimenter avec ce nouvel agent, et je ferai soigneusement connaître le résultat de mes recherches.

(2) Mémoire sur l'emploi à l'intérieur de la dissolution de chlorure d'or et de sodium dans le traitement de la syphilis ; par M. le docteur Bourquenod, agrégé en exercice à la Faculté de Montpellier, et médecin en chef de l'Hôpital général et du dépôt de police de la même ville. *Gazette médicale de Paris*, tome II, nos 17 et 18, 23 et 30 avril 1831.

(3) Sans trop la préconiser, j'ai indiqué cette méthode dans

Pourquoi, en effet, cette prohibition absolue ? la solution de deuto-chlorure de mercure n'a-t-elle pas souvent été administrée de cette manière, et avec succès ? or je n'hésite pas à proclamer que la solution mercurielle est plus irritante que la solution aurifère. Mais enfin, celle-ci l'est aussi, quoiqu'à un moindre degré, et je crois qu'il est de mon devoir de mettre mes confrères en garde contre elle, surtout quand je songe que, par suite de cette circonstance que cette méthode peut plus souvent que toute autre donner lieu à quelques accidents, il peut arriver qu'un essai malheureux dégoûte un praticien de l'emploi d'un médicament contre lequel il existe déjà tant de préventions injustes. Pourquoi du reste, à moins d'indications particulières, y avoir recours, quand le mode d'administration conseillé par l'inventeur des préparations d'or offre tant d'avantages ? Je dois dire en effet qu'il existe une foule de cas où l'or n'a dû sa supériorité sur d'autres agents thérapeutiques qu'à la facilité qu'on a de l'administrer sans l'envoyer directement dans l'estomac.

Observ. V, *extraite de ma pratique.* Engorgement des glandes du cou. Traitement de cinq mois par 40 grains d'oxide d'or par la potasse. Amélioration considérable.

Mademoiselle Adèle L*** est âgée de vingt ans, elle est d'une taille et d'une force ordinaires. Je n'ai pas pu avoir de renseignements sur l'état de santé de son père et de sa mère. Quand elle vint au monde, elle portait à un des pieds une petite tumeur qui fut dissipée sous l'influence d'un traitement sans doute local, sur la nature duquel la malade

mon ouvrage (page 70), et j'ai rapporté une observation où elle m'avait réussi (page 171); mais de nouveaux faits moins favorables ont diminué ma confiance en ce mode d'administration.

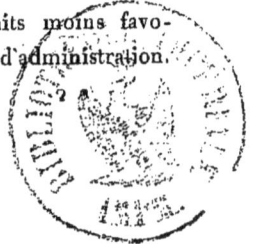

n'a pas su m'éclairer. Ce qui paraît bien certain, c'est que, peu de temps après la disparition de cette tumeur, il se manifesta un engorgement glandulaire au côté droit du cou. A l'exception d'une de ces glandes qui se développa et s'abcéda (une cicatrice ressemblant à celle d'une brûlure, et située au milieu de la joue droite, est restée de cet abcès), l'engorgement ne fit aucun progrès jusqu'à l'âge de quinze ans, époque de la première menstruation, qui fut facile et sans accidents. Vers l'âge de deux à trois ans, qui est aussi celui où se manifesta l'engorgement des glandes, la tête devint le siége d'une éruption qu'on qualifia de *gourmes*, et qui se passa et se renouvela chaque année jusqu'à l'âge de treize ans; on ne lui opposa aucun traitement. A partir donc de l'âge de quinze ans, l'engorgement du cou commença à faire quelques progrès lents, mais chaque année plus sensibles, et le 22 mars 1833, époque où je vis la malade pour la première fois, la glande sous-maxillaire droite avait le volume d'un petit œuf de poule, était fort dure et fort sensible quand on la touchait. On trouvait ensuite, le long du bord droit de la mâchoire inférieure et jusque sous son angle du même côté, un chapelet de glandes engorgées, mais de moins en moins volumineuses : plusieurs étaient fort dures et douloureuses. Cet engorgement, sans gêner absolument les mouvements du cou, les rendait cependant pénibles. La santé générale eût été bonne, si la malade n'eût point éprouvé un sentiment de faiblesse qui l'accablait; un découragement physique qui l'empêchait de se bien livrer à son état, dont elle a le plus grand besoin pour vivre (elle est couturière); si elle n'eût point ressenti sans cesse un peu d'oppression : elle n'a cependant jamais craché le sang, ni éprouvé aucun symptôme qui puisse faire soupçonner un mauvais état des poumons. Quoi qu'il en soit, Adèle a dans ce moment un appétit assez bon, digère bien, dort de même, est bien réglée, mais peu abondamment.

Je fis immédiatement commencer l'usage de l'oxide d'or par la potasse, uni à un extrait insignifiant, pour être pris en pilules le matin à jeun. Ce traitement dura cinq mois (du 22 mars 1833 au 29 août suivant), mais à cause des suspensions fréquentes qui eurent lieu sans mon autorisation ; car, d'après mes formules, il n'a eu qu'une durée effective de quatre-vingt-dix jours. Dans cet espace de temps, la malade a pris quarante grains d'oxide, en commençant par un dixième de grain, et en s'élevant jusqu'à six dixièmes, dose à laquelle je l'ai maintenue pendant les trois derniers mois du traitement, et qui est le temps où elle montra le plus d'inexactitude. L'action du médicament s'est manifestée par une augmentation très marquée de la quantité de sang perdue aux époques des règles et par une éruption, dont la membrane muqueuse nasale a été le siége à trois ou quatre reprises. Cet effet critique, qui était accompagné d'un gonflement du nez, inquiétait la malade, et il ne contribua pas peu, malgré tout ce que je lui disais pour la rassurer, aux suspensions qu'elle introduisit souvent dans son traitement, et que je lui reprochais plus haut. Cette éruption s'accompagna une fois de douleurs de tête assez vives, et par comble de précautions, je fis faire une application révulsive de sangsues. Mais ce qui contre-carra le plus le traitement que je fis faire à mademoiselle Adèle, c'est la vie sédentaire qu'elle a tenue pendant toute la durée de son traitement, habitant une chambre basse de plafond, peu éclairée et mal aérée.

Faisons maintenant connaître le résultat de ce traitement, que je ne crains pas de déclarer incomplet. Lorsqu'il

fût fini, l'engorgement était si diminué que la glande sous-
maxillaire, qui avait acquis un volume si considérable,
n'avait plus que le volume d'une olive, était molle et absolument insensible. De ce long chapelet de glandes il ne
restait plus qu'une ou deux au plus, grosses comme un
pois, et aussi sans douleur. Cet état de faiblesse que j'ai
signalé avait cessé; mademoiselle Adèle avait repris toute
la force, toute l'activité qu'on doit avoir à son âge; son
oppression n'existait plus, et, sans être plus abondamment
réglée, elle perdait plus de sang par cette voie, l'étant plus
souvent, touts les vingt-deux jours au lieu de tous les trente
jours.

J'ai revu aujourd'hui (15 août 1835) mademoiselle
Adèle L***; je l'ai trouvée dans un état aussi satisfaisant
que celui où elle était à l'époque où elle a cessé son traitement.

Cette observation n'est certainement pas de nature à
convaincre touts les esprits de la haute efficacité des préparations d'or pour amener la résolution des engorgements
glanduleux; elles n'ont en effet, dans ce cas, procuré
qu'une amélioration qui, si notable qu'elle soit, ne peut
jamais persuader aussi bien que le ferait une cure complète. Cependant, si après plusieurs années écoulées l'engorgement qui persiste encore était toujours resté stationnaire, il y aurait quelque raison de croire que le traitement,
insuffisants pour ramener à l'état normal une glande désor-
ganisée, a pu arrêter et limiter pour toujours un travail
morbide qui menaçait de s'étendre, et aurait pu peut-être
produire les plus grands désordres. Mais, nous le répétons,
le temps seul peut éclairer cette question.

Je n'en ai pas moins cru devoir publier cette observation, parce qu'elle m'inspire quelques réflexions, que

je ne crois pas sans importance, sur les engorgements
des glandes. On aurait grand tort de les considérer
comme un symptôme peu grave de scrofules, surtout
quand ce sont celles du cou qui se trouvent engorgées; en
effet, dans un grand nombre de cas, l'engorgement de ces
glandes dénote, sinon l'existence de tubercules pulmonaires,
du moins une disposition à cette terrible maladie; l'observation suivante, que j'ai recueillie à l'hôpital Saint-Antoine,
dans le service de M. le Dr Kapeler (1), servira de démons-
tration à cette proposition.

OBSERV. VI. Engorgement considérable et squirrheux des glandes
du cou. Légère amélioration obtenue par le perchlorure d'or et de
sodium en frictions sur la langue. Phthisie tuberculeuse. Mort.

Vaillant (Marie-Elisabeth-Victoire), salle Sainte-Marie,
n° 8, âgée de trente ans, porte les apparences d'une
bonne et forte constitution. Son père et sa mère lui ont
toujours paru sains et bien constitués, mais le premier
tenait une conduite assez irrégulière. Elle a eu une sœur
aussi forte qu'elle, et qui est morte à l'âge de quinze ans,
après d'abondants vomissements de sang survenus à la suite
d'une suppression de règles, qui paraît n'avoir été déter-
minée par aucune cause appréciable. Cette sœur portait,
au moment de sa mort, un engorgement des glandes du
cou si considérable et si douloureux, qu'il empêchait de
tourner la tête dans tous les sens.

(1) Je m'étais entendu avec cet honorable confrère, qui se dis-
tingue surtout par un grand talent pratique et par son zèle con-
sciencieux pour les progrès de l'art de guérir, afin d'expérimenter
avec lui sur l'emploi des préparations d'or. Des tracasseries, qui
ne me sont certes pas venues de M. Kapeler, et l'éloignement où
je me trouvais de son hôpital, m'ont fait renoncer à ces expériences,
dont les résultats promettaient cependant déjà d'être satisfaisants

Marie a eu dans son enfance beaucoup de *gourmes* (1),
dans la tête; on les laissa sans traitement malgré leur quantité et leur durée. Elle fut réglée à quinze ans, et continua
de l'être avec la plus grande régularité, jusqu'en novembre 1827, et jusqu'à cette même époque elle a toujours
joui de la plus parfaite santé.

Cependant ce fut au moment de sa première menstruation que Marie s'aperçut d'un léger engorgement d'une
glande du cou, située à gauche au-dessous de l'oreille.
Cet engorgement s'étendit peu à peu et lentement à presque
toutes les glandes du côté gauche du cou et à celles avoi-
sinant l'oreille du même côté. Cependant, quoiqu'il fût
considérable, les mouvements de la tête étaient restés libres et la santé générale parfaite, lorsque Marie entra en
septembre 1828 à l'hôpital de la Pitié, dans le service de
M. le docteur Lisfranc.

Le traitement qu'on lui fit faire dans cet hospice con-
sista dans l'usage de la tisane amère, du vin antiscorbu-
tique, d'un régime doux, restreint, et même un peu de
diète au commencement, et dans des applications répétées
de sangsues sur les parties engorgées. A chaque fois on
ne lui en appliquait pas moins de 40 à 50, et dans l'espace
de deux mois qu'elle est restée à l'hospice de la Pitié, il
lui en a été appliqué ainsi 495. Au bout de ce temps, elle
sortit avec une très légère diminution dans l'engorgement,
mais avec un grand dérangement dans sa santé générale:

(1) Je sais combien cette expression est peu médicale, mais dans
l'impossibilité de bien qualifier l'éruption qu'avait Marie, il faut
bien me contenter de la qualification donnée par la malade elle-
même, surtout quand elle a l'avantage, parce qu'elle est vulgaire,
d'être facilement et généralement comprise.

ses règles avaient manqué pour la première fois ; elle était
très faible et sans appétit.

Après être demeurée deux mois chez elle, Marie entra
à l'hôpital Saint-Antoine. Elle était dans un état aussi fâcheux qu'à l'époque de sa sortie de l'hospice de la Pitié et
n'avait pas vu ses règles depuis près de cinq mois. Aujour-
d'hui (25 avril 1829) l'engorgement dont nous avons parlé
occupe tout le côté gauche du cou et s'étend derrière ; il
est fort considérable, bosselé ; il résulte évidemment de
l'agglomération de glandes tuméfiées et dont plusieurs ont
acquis un très-gros volume. Après quelques jours de repos
et un régime alimentaire un peu fortifiant, la malade commence le 2 mai l'usage du perchlorure d'or et de sodium
en frictions sur la langue à la dose de 1/20e de gr. par
friction ; la friction est faite le matin après le déjeûner. Des
cataplasmes adoucissants sont appliqués pendant tout le
jour sur la tumeur.

5 mai. — On observe un peu de diminution dans l'engorgement ; une glande située près de l'oreille et qui était
rouge, gonflée, molle, et faisait craindre qu'elle n'entrât
bientôt en suppuration, est aujourd'hui moins saillante et
moins rouge. — A dater du 10, on fait deux frictions par
jour, la seconde est pratiquée le soir après le souper. Marie
remarque une augmeentation très marquée dans ses urines,
elle urine plus souvent et beaucoup à la fois.—15.—Marie
est beaucoup moins faible qu'à l'époque de son entrée, elle
a pu faire le tour des salles, tandis qu'auparavant elle ne
pouvait même pas rester levée sans être à tout moment
sur le point de se trouver mal ; elle commence en outre à
avoir un peu d'appétence pour les aliments ; il existe aussi
une légère diminution dans l'engorgement des glandes.

22 mai. — Avant de commencer l'usage du perchlorure

d'or et de sodium, Marie toussait; elle avait eu antérieurement à plusieurs reprises le dévoiement et des sueurs noc-
turnes qui l'affaiblissaient beaucoup : ces symptômes cependant ne s'étaient pas représentés depuis son entrée à
l'hôpital. L'augmentation de la toux me détermina à examiner la malade avec le plessimètre et le stéthoscope, et je
ne trouvai qu'un peu de résonnance sous chaque omoplate;
elle me parut plus marquée à droite. L'augmentation de la
toux avait engagé M. le docteur Kapeler à me proposer de
suspendre le sel aurifère (1), et la malade fut mise à l'usage
des juleps calmants, avec addition d'acide prussique médi-
cinal. Une expectoration de crachats floconneux, nageant
dans un liquide albumineux, et qu'on peut comparer pour
l'aspect à des têtes de camomille nageant dans de l'eau
gommée, ne tarda pas à survenir, alla chaque jour en aug-
mentant, se compliqua bientôt d'une diarrhée colliquative,
et la malade succomba le 12 juin.

Elle fut ouverte le 13, sous les yeux de M. Kapeler, et
en ma présence.

Les poumons adhèrent par leur sommet ; ils sont criblés
dans toute leur étendue de tubercules à différents états et
en plus grande quantité dans les lobes supérieurs. Il existe
au sommet du poumon droit une excavation capable de
recevoir une petite noix. — *Le foie* s'étend d'un hypo-
condre à l'autre, et se prolonge beaucoup au-dessous de
l'ombilic. Il est mou, et son tissu se laisse facilement dé-

(1) Si j'avais eu alors l'expérience que j'ai aujourd'hui des effets
des préparations d'or, je n'eusse pas consenti à ce qu'on suspendît
l'usage du perchlorure, j'aurais seulement demandé qu'on modifiât
le mode d'administration, et qu'au lieu d'être administré en frictions, le sel aurifère fût donné à l'intérieur. Je ferai connaître plus
tard mes motifs pour parler ainsi.

chirer. La vésicule est remplie d'une bile diffluente. — *La muqueuse gastro intestinale* est pâle ; ramollie et épaissie· On trouve quelques petites ulcérations vers le tiers inférieur de l'intestin grêle. — *Les glandes mésentériques* sont petites, mais squirrheuses. — *Le pancréas* est squirrheux. — *Les ganglions engorgés du cou* sont d'un tissu homogène, dur, résistant, criant sous le scalpel, lardacé, squirrheux. Autour des deux plus volumineux de ces ganglions, on trouve un ramollissement comme pultacé et ressemblant à de la matière encéphaloïde. — On trouve dans les aisselles des altérations du même genre.

Ainsi, on le voit, l'engorgement des glandes du cou peut être un symptôme des plus graves, et je n'hésite pas à dire que c'est un symptôme fâcheux dans la plupart des cas. Aussi chaque fois que je suis consulté par des malades qui ont des glandes engorgées au cou, aux aisselles ou aux aines, je dirige toutes mes questions dans le but de m'éclairer sur l'état des poumons, que je soumets toujours à un examen attentif. L'absence de tous signes commémoratifs ou de tous symptômes qui dénoteraient une irritation de cet organe, ne me laisse même jamais dans une sécurité complète, au sujet des personnes atteintes d'engorgements glanduleux, surtout quand elles se montrent d'une cure difficile, comme chez Adèle L..... (*Observation* V). Aussi ne serai-je que médiocrement étonné de voir plus tard cette jeune personne succomber à une phthisie tuberculeuse. La complète disparition de l'engorgement qu'elle porte encore au cou pourrait seule me donner une sécurité complète. D'après ce que je sais des effets éloignés de l'or, je ne crois pas ce résultat impossible.

Quoi qu'il en soit de la gravité des engorgements glanduleux, je considère l'or comme un des plus puissants moyens qu'on puisse employer pour les résoudre, et je suis heureux de voir cette opinion professée par un des membres de cette Académie. Voici dans quels termes s'exprimait Dupuytren, en août 1819, dans une consultation que M. Chrestien possède en original :

« Je suis d'avis qu'en retournant dans son pays on » prenne les eaux de Plombières en boissons, en bains, et » surtout en douches, aussi long-temps que la saison le » permettra. Qu'après ce temps on se mette à l'usage du » *muriate triple d'or et de soude*, tel qu'on le prépare à » Montpellier, d'où le malade le fera venir. Il en usera à » doses très-modérées, et s'appliquera bien plus à en conti- » nuer long-temps l'usage qu'à le prendre à hautes doses. La » dose ordinaire est d'un huitième de grain : il pourra par » degré venir à un sixième, à un quart de grain, même à » un tiers par jour ; il s'en servira en frictions sur la langue. » Un des effets de l'administration de ce remède est un peu » de fièvre, et c'est aussi de cette fièvre et du mouvement » général qu'elle imprime à l'économie, qu'on espère la » résolution des glandes, depuis si long-temps engorgées , » et celle des tumeurs qui se sont formées en divers lieux. » Toutefois, si cette fièvre devenait trop forte, il faudrait » la modérer en suspendant l'administration du remède et » en prenant quelques délayants. Il est peu de remèdes qui » agissent aussi puissamment que celui-là sur le système » glanduleux. D'ailleurs, pendant son emploi, sobriété et » soin d'éviter le froid et l'humidité. Je ne pense pas qu'on » doive jamais avoir recours à l'extirpation. »

Certes, il est difficile de mieux exposer la manière d'agir de l'or, les avantages de son emploi, et les soins à prendre pendant qu'on en fait usage.

OBSERV. VII, *recueillie par moi à l'hospice des Orphelins de Paris.* Engorgement et ulcération des glandes du cou. Guérison par l'usage de l'oxide d'or par la potasse en pastilles. Traitement de quatre mois.

Simon (Marie-Louise-Julie), âgée de neuf ans, ne porte sur sa physionomie aucun des caractères de la constitution scrofuleuse; son teint est de la plus grande fraîcheur, il est rose et blanc; et cependant on observe à l'angle externe de l'œil droit et sur la joue gauche des cicatrices d'anciens abcès. Tout près des cicatrices de la joue existent aujourd'hui (6 mai 1829) de nouveaux engorgements avec ulcération, et plus en arrière, sous l'oreille, deux glandes se sont nouvellement tuméfiées. Du reste, toutes les fonctions se font bien.

Le 12 mai, survient un état scorbutique de la bouche : les joues sont gonflées; les gencives, d'un rouge livide, saignent avec la plus grande facilité; les dents sont déchaussées et leur base couverte de tartre; il s'établit une sécrétion abondante d'une salive très liquide non mousseuse et fétide. — M. le docteur Kapeler prescrit des gargarismes avec le chlorure d'oxide de sodium à un seizième.—14.— Touts les symptômes se sont aggravés. L'inspection de la bouche fait découvrir à gauche, en un point de la face interne de la joue, correspondant à une glande ulcérée sur la face externe, une ulcération considérable à fond gris avec quelques points noirâtres. Continuation des mêmes gargarismes; de plus on touche l'ulcération avec le chlorure pur. Sous l'influence de ces moyens, les accidents décroissent chaque jour. De petites escharres gangréneuses se détachent, la salivation cesse; la malade peut sortir de sa bouche la langue, qui porte sur ses bords l'impression de toutes les dents, ce qui prouve assez que, pour un instant, elle a rempli toute la bouche. Le 3 juin, Simon était revenue absolument au même état que le 6 mai, sauf qu'elle était beaucoup maigrie, par suite de l'abstinence forcée à laquelle elle avait été soumise.

17 *juin*. Simon commence l'usage de pastilles contenant un dixième de grain d'oxide d'or par la potasse ; elle en prend une touts les matins à jeun, et deux à dater du 7 juillet. Le 29 du même mois, on s'aperçoit d'une diminution considérable dans les engorgements existants. Le 5 août suivant, ce mieux est encore plus marqué ; les engorgements sont presque entièrement dissipés, et les ulcérations presque cicatrisées. L'infirmière de Simon me fait remarquer qu'elle se développe, grandit, et de plus engraisse visiblement. Une petite toux qui existait au commencement du traitement est entièrement dissipée. Le 14 suivant, j'ai recours à la cautérisation avec le muriate d'or acide pour détruire quelques tubercules et quelques bourrelets résultant d'anciennes cicatrisations.

24 *août*. Simon a toujours continué l'usage de ses pastilles, prises le matin à jeun. Long-temps avant de commencer ce traitement, Simon pissait au lit ; mais, par des punitions, on était parvenu à lui faire perdre cette mauvaise habitude. Depuis quelques jours, elle a recommencé, et avec la plus grande abondance ; il n'y a pas de punition pour l'en empêcher. Dans les premiers jours de septembre, l'apparition d'une petite fièvre éruptive, qui pourrait bien n'être elle-même qu'un effet critique produit par l'action de l'oxide dor, en fait suspendre l'usage. Deux ou trois jours après cette suspension, Simon cesse de pisser au lit.

Le 23 septembre, malgré la disparition de tous les symptômes de l'affection scrofuleuse, Simon reprend l'usage des pastilles aurifères, d'abord à la dose d'une ; le 29, deux, et le 20 octobre suivant, à la dose de trois. Elle continue ainsi jusqu'à la fin de ce même mois, et finit avec lui un traitement devenu tout-à-fait inutile, vu l'état satisfaisant dans lequel elle se trouve depuis plus de six semaines.

OBSERV. VIII, *par* M. le docteur MICHEL, médecin à Saint-André-de-Valborgne. Engorgement et ulcérations des glandes cervicales. Inefficacité des moyens antérieurs. Guérison par le perchlorure d'or et de sodium en frictions et en pansements. Trois mois de traitement.

« La fille du sieur Martin de Tourquilles, commune de
» Saint-Marcel-de-Font-Fouliouse, canton de Saint-André-
» de-Valborgne, département du Gard, âgée de 13 ans,
» d'un tempérament pituiteux, avait depuis deux ans les
» glandes cervicales des deux côtés squirrheuses ; elles s'ul-
» cérèrent successivement, et avaient réduit cette enfant à
» ne pouvoir remuer la tête, qui restait penchée sur l'épaule
» gauche. Appelé pour lui donner mes soins, et ayant été
» instruit par les parents que divers remèdes, qui avaient été
» conseillés par d'autres médecins, n'avaient pas répondu à
» leur attente, je me bornai à conseiller l'usage des moyens
» suivants : 1° appliquer un cautère à la jambe gauche pour
» obvier à toute fâcheuse métastase ; 2° purger la jeune
» malade touts les quinze jours, avec deux gros de magnésie
» calcinée délayée dans une tasse d'eau tiède avec deux
» cuillerées de sirop de capillaire, dans la vue d'exciter
» l'action des absorbants et pour tenir le ventre libre ;
» 3° régime tonique et analeptique sans être échauffant ;
» 4° frictions faites matin et soir sur la base de la langue
» avec le muriate d'or (un 18e de grain), et continuées
» pendant trois mois ; 5° pansement des ulcères deux fois

» par jour avec le cérat de Galien mêlé avec trois grains
» de muriate d'or sur quatre onces de cérat étendu sur de
» la charpie. Cette jeune fille guérit parfaitement par l'usage
» de ces moyens, et jouit de la plus parfaite santé. Il ne
» reste que les cicatrices des ulcères, qu'il n'a pas été en-
» mon pouvoir d'effacer. »

OBSERV. IX, *par* M. le docteur PORTALÈS, médecin à Anduze,
département du Gard. Engorgement et suppuration des glandes du
cou. Inefficacité des fondants anciennement usités à l'intérieur et
à l'extérieur, des préparations martiales. Guérison par le perchlorure
d'or et de sodium à l'intérieur, un oxide en frictions sur la langue et
des pilules avec l'extrait de garou et le même oxide. Traitement de cinq
mois et demi. Cure confirmée par un intervalle de dix-huit mois,
écoulés depuis le moment où elle a été opérée.

« Madame *** fut atteinte dans son jeune âge, à la suite
» de la rougeole, d'une ophthalmie très grave et qui ne céda
» qu'à l'application d'un cautère à la jambe. Lors de son
» mariage, elle fit fermer cette fonticule avec les précau-
» tions requises, et elle continua de jouir d'une bonne santé
» jusqu'au mois d'octobre 1809, un an après son mariage.
» A cette époque, elle éprouva une suppression de mens-
» trues, et il lui survint un engorgement glanduleux à la
» partie latérale droite du cou. On négligea cette indispo-
» sition, soupçonnant la grossesse. Le paquet glanduleux
» augmenta et s'étendit jusqu'à la clavicule; alors divers
» remèdes, pris dans la classe des fondants, furent employés
» sans succès, tant à l'intérieur qu'à l'extérieur, ainsi que
» les vésicatoires variés et long-temps continués. M. Pagès
» d'Alais, consulté, proposa de nouveaux remèdes qui n'eu-
» rent pas plus d'efficacité. M. Mejan, médecin distingué de
» Montpellier, fut également consulté. Il proposa la reprise
» des remèdes déjà administrés, en y ajoutant quelques

» préparations martiales. L'emplâtre de Rustaing fut appli-
» qué sur la tumeur ; il fut remplacé par celui fait avec la
» gomme ammoniaque dissoute dans le vinaigre scillitique
» avec addition de camphre. La tumeur fut frictionnée avec
» un liniment composé de saindoux, de fiel de bœuf et de
» camphre. En outre, la malade prit des pilules fondantes
» et purgatives.

» Ce traitement fut infructueux ; le paquet glanduleux
» s'abcéda en deux endroits, s'ouvrit, et il en sortit une
» matière puriforme, délayée avec quelques concrétions
» blanchâtres.

» Encouragé par les succès que j'avais obtenus de la mé-
» thode de M. Chrestien, je m'empressai de faire prendre à
» Madame *** le muriate d'or en pastilles et l'oxide en fric-
» tions sur la langue, en alternant l'usage de ces deux pré-
» parations. Ce traitement fut continué avec constance
» pendant quatre mois. La malade se trouvant infiniment
» mieux, je remplaçai les préparations ci-dessus par des
» pilules faites avec l'extrait de garou et l'oxide d'or ; elles
» furent continuées pendant quarante jours. La malade,
» après ce terme, jouit de la meilleure santé, et le paquet
» glanduleux fut à peine sensible.

» Depuis plus de dix-huit mois que cette cure a été opé-
» rée, il ne reste plus qu'une légère dureté des téguments
» et la marque des cicatrices. »

Rien de disgracieux comme les cicatrices que laissent
après eux les ulcères scrofuleux, cicatrices qu'on peut
dire caractéristiques, et dont je m'attache toujours, dans
ma pratique, à faire disparaître les traces. J'y réussis assez
bien à l'aide de cautérisations répétées faites avec le muriate
d'or acide. On se rappelle que cette méthode m'a fort bien

réussi pour la petite malade de l'Observ. IVe. Je l'ai employée dans d'autres circonstances avec le même succès.

Obserrv. X, *par* M. le docteur JALAGUIER, médecin du dépôt de mendicité à Montpellier. Engorgement considérable et ulcération des glandes du cou. Inefficacité des antiphlogistiques et des résolutifs ordinaires. Guérison par huit grains de perchlorure d'or et de sodium à l'intérieur et en frictions.

« M***, âgé de cinquante-quatre ans, d'un tempérament
» lymphatico-sanguin, éprouva, au commencement de
» janvier 1824, un érysipèle à la face, dépendant de ma-
» tières bilieuses dans les premières voies. L'administration
» d'un vomitif que je prescrivis à ma première visite, l'eau
» de veau et une diète sévère, suffirent pour amener en
» quelques jours le malade en convalescence, mais il resta
» un engorgement considérable, que l'on avait reconnu
» dès le principe de la maladie. Cet engorgement occupait
» les glandes lymphatiques et le tissu cellulaire du côté
» gauche du cou, et s'étendait depuis la région antérieure
» de ce dernier jusqu'aux environs de l'apophyse mastoïde,
» et de celle-ci jusqu'à près d'un pouce de la clavicule.

» Vainement employa-t-on les saignées locales et les ré-
» solutifs les plus forts, la tumeur fit des progrès rapides,
» la terminaison par suppuration me parut inévitable. Je
» la favorisai; les cataplasmes émollients remplacèrent ceux
» que l'on avait d'abord appliqués. La peau s'amincissait
» visiblement dans trois points différents, et le cinquième
» jour, en enlevant moi-même le cataplasme, j'aperçus
» trois ouvertures d'où s'écoulait un pus sanguinolent et
» d'une odeur très désagréable. Les mêmes applications
» furent continuées jusqu'à ce que l'inflammation fut dis-
» sipée. J'y substituai ensuite les résolutifs les plus actifs,
» dont je n'obtins qu'un bien faible résultat.

» Pour détruire un engorgement scrofuleux aussi in-
» tense, les remèdes internes me parurent indispensables.
» M. le Dr Roucher, appelé en consultation, eut la même
» opinion que moi sur la nature de la maladie et sur les
» moyens thérapeutiques qu'il convenait d'employer ; il fut
» décidé que nous administrerions le muriate d'or. Les six
» premiers grains furent alternativement pris à l'intérieur
» ou en frictions, d'après la méthode de Clare. Les effets
» avantageux de ce médicament ne tardèrent pas à être
» sensibles. Le malade, dont le moral commençait à être
» affecté, fut bientôt rassuré ; la tumeur avait beaucoup
» perdu de son volume, la déglutition se faisait avec moins
» de difficulté. Il continua son traitement avec scrupule,
» et à peine avait-il terminé de prendre le huitième grain,
» qu'on ne voyait de tout l'engorgement que trois petits
» points encore un peu résistants aux environs des ouver-
» tures fistuleuses ; ils ont ensuite disparu complétement.
» M*** jouit aujourd'hui d'une bonne santé, et il se fait un
» plaisir de dire que c'est aux préparations d'or qu'il doit sa
» guérison. »

OBSERV. IX, *extraite de la pratique* de M. le docteur DUHAMEL,
et recueillie par moi auprès du malade lui-même. Engorgement
immense des glandes du cou, dont un grand nombre avec ulcération. Guérison par l'oxide d'or par l'étain à l'intérieur.

M. Achille M..... est aujourd'hui (10 janvier 1835),
âgé de dix-sept ans et demi. A l'exception d'une grande
maladie qu'il fit à l'âge de sept ans, il s'est toujours bien
porté jusqu'à quinze ans et demi. Vers cette époque, il
éprouva pendant quelques jours un état assez singulier,
qui consistait dans un froid général s'emparant de lui plusieurs fois par jour, et que le feu d'un poêle fortement

3

chauffé ne parvenait point à vaincre. C'est peu de temps
après que le malade remarqua quelques grosseurs qui lui
étaient survenues au cou, sous la mâchoire inférieure, et
qu'il dissimula le plus qu'il put; mais enfin il fallut bien
les laisser voir et consulter, tant ces engorgements prirent
bientôt de l'accroissement. — Le médecin auquel on s'a-
dressa soumit M. Achille à l'usage d'une tisane de fume-
terre et de pensée sauvage, fit recouvrir les glandes engorgées de cataplasmes émollients qu'on renouvelait fréquemment, et ouvrit avec le bistouri touts les points qui
devinrent fluctuants. Les bords de chaque incision qu'on
pratiqua se renversèrent, et toutes ces plaies devinrent
de véritables ulcères qui se couvrirent de nombreuses excroissances charnues, qu'on réprima sans cesse à l'aide de
la cautérisation pratiquée avec la pierre infernale, méthode qui agrandit considérablement les ulcères existants.
Cependant, touts les foyers morbides se vidant bien à l'aide
d'une abondante suppuration, il ne resta bientôt plus que
des ulcérations superficielles, que le malade conserva jusqu'au commencement de l'année 1834.

A cette seconde époque, vers la fin du mois de février,
de nouveaux engorgements se manifestèrent; mais ceux-ci
firent des progrès tellement rapides, qu'en moins de dix ou
douze jours le cou avait acquis un volume effrayant, à ce
point que les yeux étaient presque entièrement cachés par
les joues, refoulées vers les orbites. L'engorgement n'avait
sans doute pas moins fait de progrès à l'intérieur, puisque
la déglutition était si difficile que le malade ne pouvait plus
prendre que des aliments liquides, et qu'encore il ne parvenait à avaler qu'avec la plus grande peine. La tête, par
suite d'un engorgement si considérable, avait acquis un
tel poids, que le malade ne pouvait plus la porter, et il se

vit obligé de garder le lit afin qu'elle fût toujours appuyée.
Enfin, on pourra se faire une idée de l'énormité de cet
engorgement, quand j'aurai dit qu'un ruban, dont les
deux bouts venaient se réunir sur le sommet de la tête,
après avoir passé sous le menton et sur les pommettes,
avait (la mesure ayant été prise au moment du plus grand
développement de la maladie) une longueur de 950 millimètres (3 pieds moins 9 lignes), tandis que, maintenant
que tout est rentré dans l'état normal, cette même mesure
ne donne plus que 620 millimètres (2 pieds moins 1 pouce),
ce qui donne une différence d'un peu plus d'un pied.

Tel était l'état de M. Achille M*** quand M. le docteur
Duhamel fut consulté (11 avril 1834).

Le malade fut immédiatement soumis à l'usage du stannate d'or administré en pilules, en l'associant à un extrait
insignifiant. La dose de l'oxide fut d'abord de 1/5ᵉ de
grain par jour et lentement augmentée, elle fut portée à **1**
grain le 15 septembre, et soutenue à ce degré jusqu'au
15 novembre, époque où la cure était complète; ce qui
n'empêcha point M. Duhamel de faire continuer l'usage
de l'oxide d'or jusqu'au 15 janvier de l'année 1835. Ainsi,
dans un intervalle de sept mois, qui, par suite de la négligence du malade, ne forment que six mois effectifs de traitement, il a consommé 128 grains d'oxide d'or par l'étain.
Une trentaine de grains ont été consommés depuis pour
assurer cette cure, en tout donc 158 grains.

M. Duhamel a aussi ouvert plusieurs foyers purulents,
qui se sont développés pendant la durée de ce second
traitement. Le pus de ces abcès, quoique n'ayant point
encore toutes les qualités désirables, ce qui arrive bien
rarement dans ces maladies, était cependant de bien meilleure qualité que celui des premiers abcès, qui ne four-

nirent qu'une véritable sanie. C'est, du reste, un effet
constant des préparations aurifères que d'améliorer la nature du pus sécrété pendant leur action. Pendant aussi
une grande partie du traitement, le malade eut des urines
très-copieuses, très-épaisses, exhalant une fort mauvaise
odeur, et fournissant un dépôt abondant. Dans les premiers moments, l'appétit du malade était nul, il fut même
long à revenir; cependant il reparut vers la fin du traitement; il est maintenant, et déjà depuis plusieurs mois,
excellent, et les digestions sont parfaites.

Je me suis livré à quelques recherches pour savoir si je
trouverais quelque cause éloignée ou rapprochée qui ex-
pliquât le développement de la maladie de M. Achille M***.
Sa mère paraît être d'une assez chétive constitution, elle
n'est cependant jamais malade; le père, depuis plusieurs
années, est très-sujet à l'apoplexie. La mère n'avoue aucune maladie syphilitique avant l'époque de la naissance
de son fils; mais, quant au père, M. Duhamel croit savoir qu'il a eu de ces maladies. Ni l'un ni l'autre ne se
rappellent, pour leur enfance, aucune maladie du même
genre que celle de leur fils.

Le jeune malade a toujours habité hors Paris des localités aussi bien aérées que sa demeure actuelle, qui est
située au pied de Montmartre, et à l'exception de son temps
d'apprentissage, il a passé sa vie, pour ainsi dire, sur le
boulevard. Avant de tomber malade, il travaillait depuis
six ans dans les ateliers de M. Ledure, qui sont dans un
des quartiers les plus sains de Paris et parfaitement aérés.
Depuis sa guérison, il a repris le même travail. On voit
donc combien il est difficile dans ce cas de bien assigner
une cause à la maladie de M. Achille M***, *mais, certes, on*

*ne saurait la rapporter à la viciation de l'air qu'il a res-
piré* (1).

Il est sans doute à regretter que touts les praticiens qui
ont employé les préparations d'or n'aient pas soigneusement rédigé l'histoire des malades qu'ils ont traités par
cette méthode. En effet, dans les questions de thérapeutique médicale, les faits seuls doivent être invoqués. Cependant, tout en reconnaissant leur puissance, il ne faut
pas non plus dédaigner le témoignage des médecins qui,
par manque de temps ou pour tout autre motif, se con-
tentent de faire connaître les résultats qu'ils ont obtenus:
car en définitive, quoique tronqués, ce sont toujours des
faits. Aussi ai-je eu le soin d'inscrire ces témoignages
au fur et à mesure qu'ils devront par leur nature prendre
place dans le cadre que je me suis tracé. C'est ainsi que
j'ai déjà cité M. le docteur Fuzet du Pouget. Viennent
maintenant MM. Lavigne et Lagrosie. Le premier, docteur en médecine de l'université de Montpellier, et qui
exerce à Villefranche, écrivait, le 24 février 1816, à
M. Chrestien avec lequel il est lié, dans les termes suivants :
« Pour ce qui me concerne, je n'ai mis en usage que
» ta préparation (perchlorure d'or et de sodium) admi-
» nistrée à ta manière (frictions sur la langue), ce qui m'a
» parfaitement réussi sur trois sujets couverts de tumeurs
» scrofuleuses et pour lesquels on avait épuisé infruc-
» tueusement toutes les ressources de l'art : ils ont été
» radicalement guéris au bout de six mois.

(1) Cette observation vient donc contredire l'opinion qu'on a émise
dans un ouvrage dernièrement publié, opinion que nous aurons plus
d'une fois occasion de combattre, et qui tendrait à faire considérer
le vice scrofuleux comme se développant *toujours* par l'influence d'un
air vicié.

» M. Lagrosie (1) ton ami, fut appelé il y a sept à huit
» mois à Alby (département du Tarn), pour une demoi-
» selle abandonnée de touts les médecins du pays, à la suite
» d'un vice lymphatique des plus prononcés : il a obtenu,
» avec ton remède, le succès le plus éclatant. »

De tout ce qui précède, il résulte déjà que l'engorgement
des glandes du cou, qui est un des symptômes les plus fré-
quents des affections scrofuleuses, peut être avantageu-
sement combattu par l'or, et que la complication de
l'ulcération de ces glandes ne paraît pas diminuer les chances
de succès. Mais dans certains cas, qui ne sont pas rares,
ces glandes engorgées, au lieu de s'ulcérer, continuent
d'acquérir du volume et en même temps une dureté considérable; elles deviennent squirrheuses. C'est alors que, si
elles restent bien mobiles et n'occupent point une place
trop désavantageuse, on peut et on doit, si elles deviennent
trop incommodes, songer à leur extirpation. Mais les observations suivantes prouveront qu'on peut, avec chances
de succès, essayer, avant d'avoir recours à l'opération,
d'un traitement par l'or, qui devra toujours être conseillé
dans les cas nombreux où celle-ci n'est pas praticable. Pour
ma part j'ai combattu par l'or à l'intérieur, et l'iodure de
mercure à l'extérieur, un engorgement squirrheux d'une
glande du cou, chez un jeune homme d'une assez mauvaise
constitution, et que je crois menacé pour plus tard d'une affection tuberculeuse des poumons. J'avais malheureusement
affaire à un malade peu exact; cependant j'ai obtenu une
amélioration assez marquée. Il est surtout résulté du trai

(1) M. Bertrand de Lagrosie, ancien chirurgien en chef de plusieur
armées, auteur d'un mémoire sur le *Colombo*, présenté à la Société
de médecine de Paris, et d'un ouvrage intitulé : *Mémoires et observations de médecine pratique.* Paris, 1806, in-8°.

tement un isolement plus complet de la glande, de sorte
que l'opération, qu'en définitive j'ai conseillée, a dû en
être considérablement facilitée. J'ignore si elle a été faite,
car j'ai perdu ce malade de vue.

OBSERV. XII, *par* M. VESSIÈRES, officier de santé à Montpellier.
Glande maxillaire très-volumineuse et très-dure. Inefficacité des
fondants ordinaires. Guérison par six grains de perchlorure d'or et de
sodium.

« Madame B*** portait depuis vingt ans une glande
» maxillaire très-volumineuse et très-dure. Les fondants, ad-
» ministrés sous différentes formes par des mains très-
» exercées, ne produisirent aucun effet. Le muriate d'or,
» employé en frictions sur la langue à la dose de six grains,
» en suivant les gradations indiquées par M. Chrestien, re-
» mit cette glande dans son état naturel. »

OBSERV. XIII, *par* M. le docteur NIEL, médecin à Marseille. Tumeur considérable au cou, diathèse scrofuleuse. Inefficacité de deux
traitements antérieurs. Guérison par quatre grains de perchlorure d'or
et de sodium. Traitements de deux mois.

« Un confiseur, âgé de vingt-sept ans, d'un tempérament
» lymphatique, était atteint depuis deux ans d'une tumeur
» indolente fort volumineuse, et située vers l'angle maxil-
» laire droit. Ce jeune homme qui me fut présenté par
» M. Téran, pharmacien, avait subi deux traitements fort
» longs, l'un et l'autre inefficaces. La tumeur, plus incom-
» mode que douloureuse, était accompagnée d'un peu d'op-
» pression qui se manifestait surtout le matin, et se dissipait
» par l'expectoration de quelques filiments glaireux et dia-
» phanes. L'aspect de la tumeur, la mollesse des chairs,
» toute l'habitude du corps, la pâleur du visage, le gonfle-
» ment et l'écartement des ailes du nez, m'auraient déjà

» convaincu de l'existence d'un vice scrofuleux , si ce ma-
» lade ne m'eût appris que ce vice existait parmi plusieurs
» individus de sa famille. Mon diagnostic étant bien posé,
» je n'hésitai pas dans le choix du traitement, et je prescrivis
» le muriate d'or et de soude. Le malade commença à
» éprouver les bons effets du remède , dès l'avant-dernière
» prise du premier grain divisé en douze fractions ; son
» pouls fut alors un peu plus élevé et plus fréquent, le
» centre de la tumeur fit ressentir quelques élancements.
» Pendant l'usage du second grain, divisé en onze fractions,
» le centre de la tumeur s'enflamma , et il se forma dans cet
» endroit un foyer purulent qui s'ouvrit de lui-même et
» fournit environ six onces de pus. L'ouverture naturelle
» fut agrandie à l'aide d'un trochisque escharotique, ce qui
» facilita l'issue des matières purulentes et découvrit le fond
» du foyer de manière qu'on put y porter les topiques né-
» cessaires. Une suppuration douce et peu consistante se
» soutint pendant l'usage du troisième grain , divisé en dix
» fractions. La cicatrisation, la fonte de la tumeur et la
» cessation de l'oppression, eurent lieu pendant l'adminis-
» tration du quatrième grain, divisé en neuf fractions, et il
» est à remarquer qu'une expectoration muqueuse et co-
» pieuse, ainsi qu'un flux d'urines qui déposaient des mu-
» cosités, s'établirent pendant l'usage de ce dernier grain,
» et se soutinrent encore quelque temps après. »

OBSERV. XIV, *par* M. le baron GIRARDOT (1), médecin à Varsovie. Tumeur lymphatique considérable au cou. Guérison par vingt-six grains de perchlorure d'or et de sodium en frictions. Quatre mois et demi de traitement.

« Une malheureuse mère de deux enfants, âgée de vingt
» ans, d'une constitution molle, portait depuis trois ans,
» à la partie latérale du cou, une tumeur lymphatique qui,
» dans la première année de son développement, avait
» acquis le volume d'un gros œuf d'oie, et depuis s'était
» accrue au point que la patiente éprouvait de la difficulté
» pour respirer et manger. Elle se présenta chez moi pour
» que je lui enlevasse, me dit-elle, avec un instrument
» tranchant, sa tumeur, qui était comme une très grosse
» poire de livre. Je lui promis de l'en débarrasser, mais,
» comme depuis deux ans je ne puis plus sortir de chez
» moi, j'exigeai d'elle qu'elle y vînt chaque jour; elle
» s'y engagea. (Je suis ainsi retenu depuis le jour où,

(1) M. le baron Girardot, mort il y a environ un an à Varsovie, y exerçait la médecine avec la plus grande distinction; il était né à Sémur en Auxois, où, en 1826, il avait encore un frère juge au tribunal civil. Girardot venait d'être nommé élève à l'Hôtel-Dieu de Paris, lorsqu'il fut obligé de partir; mais après avoir porté les armes quelque temps, il put rentrer dans le service de santé militaire où il se fit remarquer. Voici comment s'exprime sur son compte le *Journal de l'Empire* du 17 mars 1814 : « M. Girardot, chirurgien-
» major des chevau-légers polonais de la garde, officier de la
» légion-d'honneur, chevalier de l'ordre royal de Pologne, en
» donnant ses soins à des blessés sur le champ de bataille, a été
» atteint d'un boulet de canon qui lui a fracassé la cuisse. Plein de
» ce courage qui ne l'abandonna jamais, ce brave fut rencontré par
» l'Empereur : SIRE, *si vous avez battu l'ennemi, il m'en restera*

» passant devant un corps-de-garde, mes chevaux se sont
» emportés, ont renversé ma voiture, et m'ont ainsi traîné
» pendant toute la longueur d'une rue). Chaque jour donc,
» en ma présence, je lui fis faire devant moi ses frictions
» avec le muriate triple, dont elle a consommé 26 grains
» en quatre mois et demi sans jamais la moindre interrup-
» tion, même pendant le temps de ses règles. J'ai la douce
» satisfaction de l'avoir parfaitement guérie, puisqu'il ne
» reste aucun vestige de sa tumeur.

 » Cette cure a fait grand bruit, car, avant son mariage,
» elle servait chez le ministre de l'intérieur, qui, l'ayant
» souvent vue avec sa tumeur, et la voyant maintenant
» tout-à-fait débarrassée, ne fait que prôner votre méthode.
» Aussi, dans la plupart des cas semblables, les médecins
» qui ne tiennent point à leur ancienne routine (*Et enim*
» *aures habent et nolunt audire; adhucque multi sunt inter*
» *illos qui sic agunt*), commencent à la mettre en pratique.
» Un des plus famés de la capitale l'emploie sur la prin-
» cesse Jablonowik, contre une tumeur (un cancer) de

» *un souvenir glorieux*, VIVE L'EMPEREUR ! Bientôt après S. M. envoya
» savoir de ses nouvelles par le grand maréchal du palais.

 » M. Girardot fut transporté jusqu'à Creil, où il subit l'ampu-
» tation avec un courage héroïque. Sa vie est heureusement assurée
» à la société et conservée au bon citoyen ; mais l'armée perd un
» homme plein de mérite et de valeur. Ancien militaire, il savait,
» dans les circonstances les plus critiques, pourvoir à tout. Il mettait
» le sabre à la main, et faisait les fonctions d'un excellent officier de
» cavalerie, lorsque l'occasion s'en présentait. »

 M. le baron Girardot, après la prise de Paris, suivit en
Pologne le général Krasinski, qui avait commandé le même régiment de la garde impériale d'où il sortait. Il acquit bientôt à Varsovie, où il se fixa, une excellente réputation, méritée, comme médecin et comme particulier.

» l'utérus (1) ; mais quand il a commencé, il n'y avait plus
» d'espoir de réussite, la maladie étant à son dernier pé-
» riode. Quoique les douleurs soient moins intenses, on
» croit que cette dame succombera dans le cours de ce
» mois. *Impossibili nemo tenetur, non possumus ad sanita-*
» *tem reducere, quod jam à longo tempore destructum est.* ».

Je trouve dans une lettre de M. le docteur Fodéré,
médecin à Blois, adressée à M. Chrestien, des renseignements intéressants sur l'administration de l'or dans le traitement des affections scrofuleuses. A défaut d'observations
rédigées par ce praticien distingué ; je transcrirai les
passages de sa lettre qui s'appliquent au sujet que je
traite.

« .... Je me suis servi du muriate d'or plus de vingt
» fois, contre des engorgements et des ulcères opiniâtres
» qui me paraissaient scrofuleux.... Une fois chez un pro-
» fesseur de langue latine, pour un épaississement et en-
» durcissement des deux tissus, cellulaire et muqueux, des
» parois de la cavité buccale, et remarquable surtout dans
» l'intérieur de la bouche, qui était remplie de grosses
» crêtes dures et épaisses. Cette maladie ne pouvait pas
» être attribuée à la syphilis et semblait héréditaire ; en
» effet le frère du malade l'avait eue pareillement, et en
» était mort (2).

» Je ne puis vous transmettre d'observation détaillées,
» parce que les notes que j'avais recueillies sur cela, comme

(1) Quand le temps sera venu, je ferai connaître le résultat de
mes recherches sur l'emploi de l'or dans le *traitement des maladies de
la matrice et de ses annexes.*

(2) Cette affection me paraît plutôt être de nature cancéreuse que
de nature scrofuleuse. Ce fait, en le considérant de cette façon, aurait du reste un nouveau degré d'intérêt.

» sur bien d'autres choses, ont été perdues, mais voici ce
» que ma mémoire me fournit.

   » 1° Sur les vingt scrofuleux, cinq ont été traités pen-
» dant trois mois consécutifs à l'hôpital de Trévoux, dont
» j'étais médecin en chef, sans autre remède que des fric-
» tions sur la langue, matin et soir, avec trois grains de
» poudre de réglisse, contenant un quart de grain de mu-
» riate d'or et de soude (1), et l'emplâtre diachylum sur
» les tumeurs et ulcères. Des cinq, trois étaient des enfants
» de cinq à sept ans, et n'avaient que des glandes au cou
» et aux mâchoires : *guérison complète*. Deux autres étaient
» adultes; l'un, garçon tisserand, avait des glandes dures
» et volumineuses au cou et aux mâchoires; elles formaient
» un véritable chapelet. Il est sorti entièrement guéri;
» mais comme son atelier était sous terre, il est revenu
» avec une nouvelle glande demander de la poudre, et je
» l'ai rencontré depuis se portant bien. Le second adulte
» était une servante ayant, comme le premier malade, des
» glandes volumineuses ulcérées au cou et aux mâchoires;
» elles formaient aussi un chapelet de tumeurs et d'ulcères.
» De plus, cette fille avait les os du nez engorgés et me-
» nacés de carie, avec fistule lacrymale; de plus encore,
» elle offrait une tuméfaction des malléoles, avec ulcères
» profonds. Cette fille, sans être parfaitement guérie
» comme le précédent sujet, est sortie délivrée de ses ul-

(1) Ce mode d'administration était vicieux par la quantité de
poudre, ce qui devait rendre la friction embarrassante, et par la
nature de la poudre choisie, qui, contenant touts ses principes,
devait réagir sur le sel aurifère et le décomposer en grande partie.
Cette dernière circonstance explique que M. Fodéré ait pu de suite
administrer une si haute dose de sel aurifère, et s'y maintenir pendant
toute la durée du traitement.

» cèrés aux jambes, au visage, au nez, et a été mise en état
» de gagner sa vie par son travail.

» Des quinze autres, en ville ou à la campagne, la fille
» d'un tailleur, âgée de dix ans, ayant des glandes engor-
» gées, les lèvres tuméfiées, un gros ventre, et toute *l'ha-
» bitude scrofuleuse*, a été bien guérie par l'emploi seul de
» cent vingt paquets de poudre en frictions, et deux pur-
» gatifs de jalap. J'ai autant à en dire de la fille d'un maçon.
» Une ouvrière ayant la sous-maxillaire tellement dure et
» grosse, qu'outre la difformité elle ne pouvait plus mâcher,
» a eu l'avantage de voir sa glande diminuer, et a pu ouvrir
» librement la bouche au bout de soixante frictions. Une
» dame de trente-deux ans, scrofuleuse de naissance et
» ayant peut-être quelque autre vice, n'a éprouvé aucun
» soulagement des frictions aurifères; elle n'avait pas non
» plus été soulagée par le *traitement de Lalouete*, que je lui
» avais administré. Les autres personnes ne m'ont plus
» donné de leurs nouvelles, et quoiqu'on m'ait dit que
» quelques unes s'étaient bien trouvées des frictions, je ne
» puis affirmer ni pour ni contre, ne les ayant pas suivies. »

« .... 4° Le maître de latin a été traité par le *sirop*
» *anti-scorbutique de Baumé*, à haute dose, concurrem-
» ment avec les frictions aurifères. J'ai eu le bonheur d'être
» utile à cet homme estimable, car, après deux cent cin-
» quante frictions, j'ai pu sentir très-distinctement les
» muscles des bras et des jambes, qui étaient auparavant
» masqués sous un engorgement considérable et de nature
» en apparence adipeuse; il avait repris de la force, et les
» excroissances de la bouche étaient totalement disparues :
» mais ici l'honneur est partagé par le sirop anti-scorbuti-
» que.

» Je conclurai de mes observations : 1° que le muriate

» d'or et de soude, administré en frictions dans l'intérieur
» de la bouche a une action bien prononcée sur notre éco-
» nomie; 2° qu'il agit puissamment en excitant les systè-
» mes vasculaire, lymphatique et sanguin; 3° qu'il n'est
» pas toujours sans danger, et qu'il exige des précautions ;
» 4° qu'il convient encore plus particulièrement dans les
» tempéraments froids, lymphatiques, et chez les sujets
» empâtés (1).

» Comme je ne suis animé que du désir de voir faire
» quelques progrès à notre art, je suis plein de reconnais-
» sance pour quiconque découvre un remède utile. Sous
» ce rapport, je n'ai pas hésité à dire du bien de la *mé-*
» *thode aurifère*, qui est un service réel rendu à l'huma-
» nité (2). »

M. Fuzet du Pouget, dont nous avons déjà invoqué le
témoignage, s'exprime aussi dans les termes suivants :

(1) Ces dernières réflexions ne s'appliquent qu'au perchlorure d'or
et de sodium, puisque M. Fodéré n'a expérimenté qu'avec le sel triple. Elles ont été inspirées à ce praticien par suite d'accidents assez
sérieux qu'il a observés chez deux femmes atteintes d'affections, l'une
de l'utérus, l'autre de l'ovaire : ces accidents n'ont point eu de
suites fâcheuses. Nous regrettons bien que dans ces deux cas qu'on
retrouvera ailleurs, M. Fodéré n'ait pas donné la préférence à un des
oxides.

(2) La fin de la lettre de M. Fodéré, que je ne transcrirai
point ici parce qu'elle s'écarte de mon sujet, est un juste tribut
d'éloges payé à la *méthode iatraleptique de M. Chrestien* (1). M. Fodéré déclare qu'il s'est fort bien trouvé de l'administration de plusieurs médicaments par la voie d'absorption cutanée, et qu'il compte
surtout plusieurs succès dans le traitement de l'hydropisie par les
frictions faites sur les extrémités abdominales avec la teinture de
digitale.

(1) 1 vol. in-8. Paris, 1811.

· « Je puis citer encore deux observations marquantes, où
» l'usage du muriate d'or a produit les plus heureux effets
» dans des engorgements glanduleux anciens, dus à un
» principe scrofuleux. Ce remède a agi avec promptitude
» et énergie. »   \

J'ai éprouvé quelque embarras pour classer l'observation
suivante; j'ai cependant pensé qu'elle viendrait assez bien
après les faits d'engorgement des glandes du cou, puisque
les amygdales, sans être des ganglions lymphatiques, ont
quelque analogie de forme avec ces organes, et secrètent
comme eux un liquide particulier.

OBSERV. **XV**, *par* M. le docteur MÉJAN, médecin à Montpellier.
Engorgement des amygdales, qui sont presque squirrheuses. Inefficacité des fondants ordinaires. Guérison par six grains de perchlorure
d'or et de sodium en frictions sur la langue. Traitement de six mois.
Cure confirmée par six années.

« Un enfant, âgé de huit ans, avait, depuis sa naissance,
» les glandes amygdales extrêmement développées et en-
» gorgées, presque squirrheuses; chacune avait le volume
» d'un petit œuf de pigeon. Cet état pathologique avait
» rendu la voix rauque et nasillarde. Ce jeune malade était
» de plus sujet à de fréquentes angines, souvent si graves,
» que ses jours avaient été plusieurs fois en danger. Vou-
» lant détruire une cause qui devenait de jour en jour plus
» intense dans ses effets, j'avais mis en usage plusieurs fon-
» dants et résolutifs usités en pareil cas. Les fumigations,
» les gargarismes, les dérivatifs et les résolutifs avaient été
» multipliés et variés, rien n'avait pu diminuer l'intensité
» des symptômes. Guidé par l'analogie, j'eus recours au
» muriate d'or. J'avais, par l'emploi de ce remède, obtenu

» la résolution de glandes inguinales dans dès cas de syphi-
» lis; il ne me parut pas impossible d'obtenir un semblable
» résultat sur la même affection des glandes du gosier,
» quoiqu'elle ne reconnût pas une cause vénérienne. Je mis
» donc le malade à l'usage des frictions faites sur la langue
» avec le muriate d'or, préparé comme l'a indiqué son in-
» venteur. On continua ce remède tous les jours, sans avoir
» recours à aucun autre moyen. Les deux premiers grains
» furent divisés en seize prises chacun; les deux suivants en
» quinze, et les deux derniers en douze. Pendant le premier
» mois du traitement, je n'observai aucun changement, et
» l'enfant éprouva une légère attaque d'angine. L'insuffi-
» sance apparente du remède ne me rebuta pas; je le fis
» continuer, et ce ne fut qu'à la fin du second mois, lors-
» qu'on eut employé quatre grains, que l'amélioration fut
» très-sensible; l'engorgement des glandes avait diminué de
» moitié; l'enfant avait la voix plus libre, naturelle, presque
» point nasillarde. On insista encore pendant un mois sur
» l'usage des frictions, et la guérison fut parfaite. Depuis
» cette époque, le malade, âgé aujourd'hui de dix ans, a
» repris une voix sonore; les glandes amygdales ont leur
» volume naturel, et cet enfant a cessé d'être sujet aux
» maux de gorge. »

Cette observation est importante, car l'hypertrophie des
amygdales est une maladie fréquente, à laquelle les personnes scrofuleuses ne sont pas moins sujettes que d'autres,
et il serait heureux que de nouvelles observations vinssent
prouver l'efficacité de l'or pour résoudre l'engorgement
chronique de ces espèces de ganglions. En effet, cet engorgement ne détermine pas seulement une grande difficulté, quelquefois même l'impossibilité de parler, mais il
cause en outre fréquemment la surdité, en fermant l'ou-

verture buccale de la trompe d'Eustachi, et en s'opposant
ainsi au renouvellement de l'air dans la caisse du tympan.
C'est un fait que M. le docteur Deleau, qui s'occupe avec
tant de succès du traitement de la surdité, a eu souvent
l'occasion de constater. Il a, dans les cas de ce genre, généralement recours à l'excision (1) des amygdales, qu'il
pratique à l'aide d'un instrument de son invention. Mais
cette opération s'accompagne quelquefois de difficultés in-
surmontables, et elle peut donner lieu à des accidents
assez graves. J'ai eu donc raison de dire qu'il serait pré-
cieux de pouvoir suppléer à l'opération par un moyen thérapeutique.

Nous allons voir, dans les observations suivantes, les
symptômes scrofuleux se compliquer, et l'ophthalmie se
joindre à l'engorgement et à l'ulcération des glandes du
cou.

OBSERV. XVI, *par* M. le docteur SIZAIRE, ancien médecin des armées, médecin à Peyriac. Engorgement, avec ulcération, des glandes
du cou. Ophthalmies fréquentes avec ulcération des bords libres des
paupières. Guérison par quatre grains de perchlorure d'or et de sodium et l'or divisé en pansements.

« Le muriate d'or vient de triompher de scrofules
» constitutionnelles chez une jeune fille de Fétine, âgée
» de dix-sept ans.

» Depuis son enfance elle offrait un engorgement glan-
» duleux, qui avait résisté à touts les fondants. Il a été
» dissipé au printemps de 1826 par quatre grains de muriate
» d'or, en 16, 12 et 10 frictions. Les glandes ulcérées ont

(1) Il ne faut pas confondre l'excision ou ablation partielle des
amygdales avec leur extirpation, que le voisinage de l'artère carotide
interne ne doit jamais permettre de tenter.

4

» été pansées avec de l'or divisé incorporé dans le cérat de
» Galien. Des ulcères profonds aux yeux ont été cica-
» trisés sans aucune application. Cette malade a été dé-
» livrée de douleurs dans les orbites et des ophthalmies
» périodiques auxquelles elle était sujette. Chose digne de
» remarque, c'est que pendant trois mois qu'a duré le
» traitement, on n'a observé aucun de ces mouvements
» tumultueux qui précèdent les crises, et il n'y a eu
» aucune évacuation sensible : seulement des furoncles,
» qui se sont abcédés et ont abondamment suppuré, sem-
» blent avoir agi comme une sorte de résolution cri-
» tique. »

M. Sizaire a tort d'hésiter pour considérer l'apparition
des furoncles comme une crise éliminatrice. C'est un
moyen que la nature emploie fréquemment pour se débarrasser de quelque principe morbide, et j'ai vu plus d'une
fois l'or provoquer des crises de ce genre.

M. Sizaire a fait suivre cette observation des réflexions
suivantes qui témoignent fortement en faveur de l'efficacité
de l'or dans le traitement des maladies du système lymphatique.

« J'ai eu surtout occasion d'observer ces maladies chez
» les enfants du peuple qui habitent les lieux froids et
» humides du pied de la *montagne Noire*, qui se nourris-
» sent d'aliments indigestes, qui s'exposent aux variations
» subites de l'atmosphère. Contre ces maladies, caracté-
» risées par l'atonie générale du système sanguin, l'engor-
» gement des glandes, l'épaississement des sucs abdomi-
» naux, une sorte de décomposition osseuse; contre ces
» maladies, auxquelles la nature imprime un cachet
» qui les fait reconnaître malgré les formes bizarres
» qu'elles affectent, *je n'ai pas trouvé de meilleur excitant,*

» *de fondant résolutif plus actif et plus énergique que les*
» *préparations d'or.* »

L'ophthalmie est souvent une maladie de la plus grande
gravité, et sa cure est presque toujours difficile. Cette difficulté s'augmente si l'ophthalmie se développe sous l'influence d'un vice morbide quelconque, mais surtout sous
celle du vice scrofuleux. Dans ce dernier cas, qui du reste se
rencontre fréquemment, il faut en général se bien garder,
au début de l'ophthalmie, de combattre la diathèse scrofuleuse ; ce qu'on ne peut faire que par des médicaments
excitants, qui entretiennent et excitent même l'inflammation développée sur l'organe de la vue. Il faut donc avant
toutes choses éteindre cette inflammation par des moyens
appropriés, et c'est seulement quand on s'en est rendu
maître, qu'il faut attaquer le vice scrofuleux, qui deviendrait
sans cela une cause persistante d'ophthalmies sans cesse re-
naissantes. C'est pour n'avoir pas procédé de cette façon chez
une jeune enfant, scrofuleuse au plus haut degré, que j'ai
complètement échoué dans le traitement d'une ophthalmie
double dont elle était atteinte, et qui n'a pu être guérie que
par l'emploi d'un séton, conseillé par M. le professeur Roux.
Si cependant l'inflammation est tout-à-fait passée à l'état
chronique, si surtout elle paraît avoir plutôt établi son
siége sur la conjonctive palpébrale que sur l'oculaire, il ne
faut pas craindre d'administrer les préparations d'or; à plus
forte raison si leur emploi est commandé par la manifesta-
tion d'autres symptômes scrofuleux, comme dans l'observation qui va suivre.

Obserw. XVII, XVIII et XIX, *par* M. le baron Girardot, *déjà cité*:
Constitution scrofuleuse. Engorgement et ulcération des glandes du
cou. Ophthalmie avec taies, tuméfaction et ulcération des glandes de
Meibomius. Guérison par quinze grains, pour chaque malade, de
perchlorure d'or et de sodium en frictions.

« J'ai traité deux petites filles âgées de dix ans et un gar-
» çon âgé de douze, qui touts trois avaient un vice scrofuleux
» bien prononcé et caractérisé par la tuméfaction de la lèvre
» supérieure, le volume des glandes sous-maxillaires, la tu-
» méfaction et la suppuration de celles du cou, des taies sur
» les yeux, avec tuméfaction et suppuration très-abondante
» des glandes de Meibomius. Depuis trois mois qu'ils sont en
» traitement, des glandes, les unes se sont cicatrisées, les
» autres dissipées, et les taies ont tout-à-fait disparu. Je dois
» dire que pour faciliter leur résolution, chaque jour, matin
» et soir, je faisais insufler dans les yeux une poudre compo-
» sée de parties égales de tutie préparée, de sucre candi et de
» calomélas. J'ai eu recours à ce moyen, parce que j'ai
» craint que le muriate n'agît pas assez énergiquement sur
» ces taies, qui avaient acquis une telle intensité, que ces
» êtres intéressants ont été privés de la vue pendant quinze
» ou vingt jours. Aujourd'hui les yeux sont aussi sains que
» s'ils n'avaient jamais été malades. En un mot, on peut re-
» garder ces enfants comme radicalement guéris; touts les
» symptômes ayant disparu et chacun mangeant pour deux.
» Ils ont pris à eux trois quarante-cinq grains de muriate
» en frictions; je leur en donnerai encore cinq à chacun,
» afin de ne laisser aucun levain. Plus tard je vous ferai
» part de leur état. »

Des renseignements ultérieurs, et qui trouveront leur
place dans mon second mémoire, justifient de la solidité
de cette cure.

Le baron Girardot a souvent administré l'or dans le traitement des affections syphilitiques (voir mon ouvrage) et dans celui des scrofules; aussi son opinion sur la méthode aurifère a-t-elle une grande valeur. Voici dans quels termes il s'exprime à ce sujet : « Votre méthode a sans
» doute ses détracteurs; mais moi je puis, et je dois, pour
» rendre hommage à la vérité, attester sur mon honneur
» que depuis trente-trois ans que je pratique l'art de gué-
» rir, non seulement dans toutes les capitales de l'Europe,
» mais même en Asie, je n'ai point encore trouvé de spé-
» cifique plus puissant contre les scrofules, pas même les
» bains du Caucase, dont les eaux sont si énergiques pour
» détruire ce virus. Je n'ai jamais obtenu de succès si
» efficaces, si sûrs, d'une manière plus commode que
» ceux que j'obtiens depuis cinq ans dans ce pays, où
» l'on peut regarder les scrofules comme endémiques
» parmi les enfants. Ainsi sur seize enfants qui sont à l'hos-
» pice de la Maternité, il n'en est pas un seul des deux
» sexes qui n'en soit atteint. Son action malfaisante se porte
» sur les yeux, les glandes sous-maxillaires, inguinales,
» pulmonaires, mésentériques; chez la plupart des ma-
» lades, les os maxillaires, le cubitus, le radius et les os
» du tarse sont cariés. Il en est presque de même parmi
» les enfants des bourgeois et des grands seigneurs, ce qui
» prouve que cela ne tient point seulement à la misère qui
» accable le peuple, mais au climat, aux qualités de l'air
» que respire le noble comme le pauvre, aux transitions
» subites du chaud au froid, *et vice versâ*. Ainsi, avant-hier
» (8 juillet 1824), à quatre heures du matin, nous avions
» trois degrés de froid, et hier à midi, à l'ombre, vingt-
» deux de chaleur! Quelle impression doit exercer sur les
» vaisseaux exhalants et absorbants de la peau des différen-

» ces si considérables dans la température ! Depuis, dis-je,
» que j'emploie le muriate triple d'or en frictions sur la
» langue, en pommade, sur les tumeurs qui sont rebelles
» et qui ont besoin d'excitation; à l'intérieur, combiné
» avec un extrait amer, ayant soin de faire prendre à chaque
» malade, touts les jours matin et soir, un verre de décoction
» de sommités de houblon, je me suis trouvé bien à même,
» par ma nombreuse pratique dans ce genre de maladie,
» d'apprécier l'excellence de cette méthode, qui sans aucun
» autre auxiliaire donne les plus heureux résultats, quels
» que soient l'âge, le sexe et la condition du malade (1).
« Mais il faut dire que j'ai le soin de faire faire à chaque
» malade sa friction devant moi, afin de m'assurer qu'elle
» est convenablement faite. C'est en procédant ainsi que
» j'ai la satisfaction de voir venir, à pied, conduits comme
» en triomphe par leurs mères, de petits êtres qui,
» quatre à cinq mois auparavant, étaient ou portés sur
» leurs bras ou conduits en voiture. J'en puis d'autant
» mieux juger que j'ai un terme de comparaison dans le
» peu de succès que j'obtenais antérieurement par d'autres
» moyens thérapeutiques. »

Une maladie scrofuleuse peut se prolonger chez une
jeune fille jusqu'à l'âge de puberté ; elle peut encore se développer au moment de cette crise naturelle : alors de deux
choses l'une, ou la menstruation s'établira, ou au contraire elle sera empêchée par l'influence morbide. Dans le
premier cas, la guérison pourra bien avoir lieu ; dans le second, la maladie existante s'aggravera. Elle pourra aussi

---

(1) La condition d'indigence des malades n'a jamais arrêté le baron
Girardot, qui, en outre de ses soins gratuits, leur fournissait de sa
bourse les moyens de se procurer les médicaments nécessaires.

se compliquer de nouvéaux accidents, qui se développent si fréquemment quand cette importante sécrétion ne s'établit pas, ou vient à se supprimer. Parmi ces maladies qui peuvent ainsi venir compliquer les scrofules, la chlorose doit se montrer assez souvent, soit qu'on considère cette dernière maladie comme dépendant d'un manque d'activité de l'utérus ou de l'inertie de l'estomac. Dans ces deux hypothèses sur la cause de la chlorose, l'or ne peut jamais produire que des effets favorables ; en effet, et c'est un point sur lequel je reviendrai, ce métal excite puissamment les fonctions digestives, et je l'ai souvent vu activer aussi le flux menstruel. Je suis donc bien convaincu qu'il y a tout lieu d'espérer les meilleurs effets de l'administration des préparations aurifères dans le traitement de la chlorose, même quand cette maladie ne se complique pas de symptômes de scrofules. Un motif pour recourir à la méthode aurifère dans le traitement de cette maladie, c'est qu'elle peut, pour ainsi dire, engendrer les scrofules. Ainsi, je viens de traiter (sans le secours de l'or) une jeune chlorotique, par une méthode qui m'est propre et que je ferai connaître en temps et lieu ; et au moment où je croyais toucher au succès, j'ai vu une glande du cou s'engorger et acquérir en peu de temps un volume assez considérable.

L'observation suivante va venir parfaitement à l'appui des propositions que je viens d'émettre dans les lignes qui précèdent.

Observ. XX, *par* le baron Girardot, *déjà cité.* Engorgement des
glandes du cou. Aménorrhée. Chlorose. Inutilité de plusieurs traitements. Guérison par trente grains de perchlorure en frictions. Cinq
mois de traitement.

« Mademoiselle L. B., née de parents robustes, riches,
» ayant toujours habité les rives de la Narew, qui coule dans
» un pays plat, assez marécageux, eut à l'âge de douze ans
» trois glandes du cou engorgées. Sa face était pâle, sa lè-
» vre supérieure très-tuméfiée, elle paraissait avoir beaucoup
» de nonchalance dans le caractère, elle manquait d'appétit ;
» du reste, l'habitude du corps était passable. Après avoir
» subi infructueusement plusieurs traitements, les parents
» résolurent d'attendre l'époque des règles, persuadés qu'a-
» lors la nature ferait quelque chose pour la malade. A
» quinze ans, elles parurent et continuèrent sans inter-
» ruption pendant six mois. Mais aussitôt, sans cause con-
» nue, elles se supprimèrent. Les glandes alors augmentè-
» rent de volume. La jeune personne avait les *pâles cou-*
» *leurs;* en un mot tout le facies d'une personne dont le
« système lymphatique est prédominant et vicié.
    » Les parents me l'amenèrent, et me demandèrent si je
» pourrais lui être utile par mes conseils.
    » Sur ma réponse affirmative, on la soumit au traitement
» que je prescrivis chaque semaine. Après cinq mois de ce
» traitement, pendant le cours duquel cette demoiselle prit
» trente grains de muriate en frictions et de plus fit usage,
» à chaque époque des règles, de votre teinture avec le
» camphre et l'opium dissous dans l'alcool, toutes les
» glandes disparurent, ainsi que la tuméfaction de la lèvre;
» les règles reparurent, et depuis trois mois elles se mon-

» trent très-régulièrement et avec assez d'abondance.
» Maintenant l'ex-patiente se porte très-bien; et comme,
» avec de la fortune, elle a une jolie figure et des talents,
» elle est recherchée en mariage. »

Possesseur de plusieurs observations qui constatent l'efficacité de l'or dans le traitement du goître, je me suis
demandé si je devais les faire figurer dans ce premier mémoire; en effet, faut-il considérer le goître comme une
maladie scrofuleuse? C'est une question que, quant à
présent, je ne veux point trancher; je ferai seulement
observer qu'il naît le plus fréquemment sous l'influence
des causes qui paraissent aussi favoriser le développement
des maladies scrofuleuses. Ainsi, touts les auteurs qui
ont écrit sur le goître, s'accordent pour dire que l'on y
est plus exposé dans l'enfance et dans la jeunesse; que les
femmes y sont plus sujettes que les hommes; que cette
maladie se transmet par voie d'hérédité, et que souvent
elle se montre endémique parmi les habitants de certaines
localités où l'air se renouvelle difficilement et où règne assez
constamment une température douce, mais aussi très-
humide. Toutes ces circonstances, il faut le dire, sont
aussi données comme causes des scrofules. Ajoutez que
presque touts les crétins sont goîtreux, et certes on peut
bien considérer le crétinisme comme une maladie scrofuleuse. La misère et la malpropreté, qui, en détériorant la
constitution, déterminent aussi la venue des scrofules,
sont encore, au dire d'observateurs habiles, des causes
prédisposantes du goître. Je n'ignore pas que cette maladie se montre à la suite d'efforts violents, de cris sou-
tenus; mais ne peut-on pas supposer que cette action tout-
à-fait mécanique n'agit là que comme cause occasionnelle,
tandis que la cause efficiente réside dans la constitution de

l'individu? C'est l'histoire de deux enfants qui se foulent fortement la même articulation ; chez l'un, d'une bonne constitution, la guérison est prompte ; chez le second, qui offre touts les caractères d'une diathèse scrofuleuse, il survient une tumeur blanche. Ainsi donc, si le goître n'est point une maladie scrofuleuse, convenons qu'il offre de nombreux points de ressemblance avec ces affections, dont les formes sont si variées. Les succès obtenus dans le traitement du goître par l'iode, dont l'administration contre les scrofules donne aussi des résultats satisfaisants, sont un motif de plus pour reconnaître une espèce de similitude entre le goître et les scrofules. Cette analogie a dû nécessairement faire naître l'idée d'administrer l'or, si souverain contre les scrofules, dans le traitement du goître, et on va voir que le succès a couronné cette tentative.

Observ. XXI, *par* M. Mignot, chirurgien-major du régiment d'artillerie à pied à Rennes. Goître. Guérison par des applications résolutives et le perchlorure d'or et de sodium en frictions.

« Une dame à laquelle j'ai donné des soins dans diverses
» circonstances, me consulta en juillet dernier (1820),
» pour une tumeur dont elle s'était aperçue depuis peu et
» qui l'inquiétait. Située à la partie antérieure et inférieure
» du cou, elle la gênait beaucoup. Je m'assurai que cet
» engorgement avait son siége dans la glande thyroïde.
» Connaissant le goût décidé de cette personne pour la
» musique vocale, je lui conseillai d'abandonner cette ré-
» création. Les sachets composés d'*Ononis* en poudre et
» d'*Hydrochlorate d'Ammoniaque* furent appliqués et main-
» tenus nuit et jour sur la partie malade. J'administrai en
» même temps le muriate qui, dès la 25ᵉ friction, annonçait

» tout le succès que j'en espérais. La tumeur effectivement
» était plus souple et l'engorgement moins considérable. La
» malade était au comble de la joie quand une grossesse
» s'est confirmée et m'a obligé de discontinuer le traite-
» ment, dans la crainte d'une excitation trop pronon-
» cée (1). »

M. Mignot paraît aussi considérer le goître comme une
maladie du système lymphatique, car plus bas il ajoute :
« Je n'ai ajouté l'observation de la dame au goître que
» parce qu'elle peut venir à l'appui des succès que l'on
» peut espérer du muriate d'or, dans les maladies du sys-
» tème lymphatique. »

Je me rappelle fort bien, quoique je n'en aie conservé
aucune note, d'avoir traité en 1824 ou 1825, une demoiselle âgée de 30 ans environ, et qui depuis plusieurs années portait un goître. Quoiqu'il l'incommodât peu, comme
elle craignait qu'il ne fît des progrès, elle désirait vivement
en être débarrassée. Je lui conseillai d'abord l'usage de
sachet de poudre d'ononis et d'hydrochlorate d'ammoniaque, mais ces moyens restant sans résultats, je dus y
adjoindre les frictions sur la langue avec le perchlorure
d'or et de sodium, ce qui détermina presque immédiatement
une diminution notable de l'engorgement. La malade cessa
ce traitement qui fut prolongé avec plusieurs interruptions
pendant environ trois mois, avant la disparition complète
du goître; mais le travail de résolution ne s'en continua
pas moins, soit par les seules forces de la nature, soit sous
l'influence éloignée du traitement : toujours est-il que

_____

(1) La crainte de M. Mignot n'est pas fondée, et j'ai, dans maintes
circonstances, administré l'or à des femmes enceintes sans qu'il en soit
résulté aucun inconvénient.

quatre à cinq mois après il n'en restait plus aucune trace.
J'ai revu depuis (juin 1834), cette demoiselle et le succès
obtenu ne s'était pas démenti depuis.

Ce fait, que j'aurais voulu pouvoir entourer de plus de
détails, a encore quelque importance en ce qu'il démontre
que dans l'observation de M. Mignot, on aurait grand tort
d'attribuer la cure aux sachets appliqués sur la tumeur. Ils
ont cependant pu la favoriser. L'observation suivante dé-
montrera l'efficacité du sel aurifère pour guérir le goître,
puisqu'il a été administré seul ; malheureusement cette observation n'est point assez circonstanciée.

Observ. XXII, *par* M. Vessières, *déjà nommé*. Goître. Guérison
par six grains de perchlorure d'or et de sodium en frictions sur la
langue.

« Madame L***, âgée de trente-deux ans, était affligée
» d'un goître très-considérable, qu'elle portait depuis quinze
» ans et qui rendait la déglutition pénible et gênait la respi-
» ration ; elle en a été délivrée par l'usage de six grains de
» muriate triple d'or et de soude en frictions sur la langue,
» ordonnés par M. Chrestien à la malade, que j'ai suivie
» pendant son traitement. »

Observ. XXIII, *par* M. le docteur Niel, *déjà nommé*. Goître. Guérison par six grains de perchlorure d'or et de sodium. Traitement de
deux mois.

« Une dame, âgée de trente ans, mère de plusieurs en-
» fants et ayant beaucoup d'embonpoint, portait, depuis
» quelques mois, un goître qui était placé à la partie laté-
» rale droite de la glande thyroïde, et avait déjà le volume
» d'un petit œuf de pigeon. Cette femme, alarmée sur une
» incommodité qui menaçait de la déparer, me demanda un

» prompt secours. Les heureux effets que M. Chrestien rap-
» porte dans sa *méthode iatraleptique* de l'emploi des prépa-
» rations d'or contre ces sortes de tumeurs, ordinairement
» très-rebelles, me déterminèrent à en faire usage dans ce
» cas. Six grains de muriate d'or et de soude, divisés, au
» début, en sept fractions chacun, et en six, du milieu du
» traitement jusqu'à la fin, suffirent pour faire disparaître
» cet engorgement. Il est digne de remarque que la tumeur
» se fondit dans l'espace de dix à douze jours et pendant
» l'usage des dernières doses du remède, et que jusqu'alors
» elle n'avait pas manifesté le moindre changement. Vers
» la fin du troisième grain, il survint une augmentation no-
» table de la chaleur extérieure du corps, avec fréquence
» et plénitude du pouls ; cet état, après avoir duré trois ou
» quatre jours, fut suivi d'un flux d'urines très abondant,
» qui maigrit un peu la malade, et ne cessa qu'après la gué-
» rison. »

M. le docteur Niel a traité par le même moyen une autre
dame affligée de la même maladie ; mais quoique les mêmes
mouvements critiques aient été produits, la tumeur n'a jamais éprouvé le moindre changement. M. Niel a éprouvé
le même insuccès chez une demoiselle scrofuleuse âgée de
seize ans, et qui consomma en vain onze grains de perchlorure d'or et de sodium, pris avec exactitude et à doses éle-
vées. M. Niel conclut avec raison de ces insuccès qu'il n'est
point de remède rigoureusement spécifique ; tout en parta-
geant son opinion, nous exprimerons le regret que dans
ces deux cas M. Niel s'en soit tenu au sel triple seul, et qu'il
n'ait point essayé d'une autre préparation aurifère ou de
ce sel lui-même à l'intérieur. Tout en faisant cette observation, nous sommes bien éloignés de prétendre qu'il eût
réussi dans cette seconde épreuve ; car il est bien incon-

testable qu'il n'existe aucun médicament, si puissant qu'il
soit dans des cas donnés, qui ne puisse cependant se trou
ver inefficace.

M. le docteur Duhamel traite en ce moment une demoiselle de Nesles (département de la Somme), qui porte
un goître fort considérable. En même temps qu'il lui administre à l'intérieur l'oxide d'or par la potasse, il lui fait
frictionner la tumeur avec le perchlorure d'or et de sodium
incorporé dans l'axonge. Il a déjà obtenu, après environ
deux mois de ce traitement, une amélioration assez notable
pour espérer un succès complet.

OBSERV. XXIV, *par* le docteur JALAGUIER, *déjà nommé*. Goître. Inefficacité des préparations de fer, d'antimoine, d'iode, etc. Guérison par
neuf grains de perchlorure d'or et de sodium, dont cinq en frictions,
quatre à l'intérieur.

« Un jeune homme, âgé de vingt-deux ans, se plaignait,
» depuis environ six mois, d'un engorgement de la glande
» thyroïde, dont il désirait ardemment être délivré. Tou-
» jours soumis à l'influence des mêmes causes, cette espèce
» de goître croissait visiblement touts les jours, ce qui
» détermina le malade à se rendre à Montpellier. Appelé
» pour lui donner mes soins, je reconnus que cette affec-
» tion dépendait de la diathèse scrofuleuse; pour la com-
» battre avec efficacité, je choisis parmi les moyens inter-
» nes que l'art suggère comme les plus énergiques, tels que
» les pilules faites avec les yeux d'écrevisses, et l'éponge
» calcinée réduite en poudre, les coquilles d'œuf calcinées
» alcoolisées à la dose d'un gros, les préparations de fer,
» d'antimoine, etc..., sans négliger les emplâtres fondants et
» résolutifs. Ces diverses substances, prises alternativement
» pendant trois mois et avec les précautions convenables

» pour que les fonctions digestives ne fussent point trou-
» blées, ne produisirent aucune diminution dans le volume
» du goître. Je conseillai au malade, qui paraissait avoir
» perdu tout espoir de guérison, de prendre le muriate
» d'or; il subit ce nouveau mode de traitement avec la plus
» grande résignation. Il prit en tout neuf grains de muriate,
» cinq en frictions sur la langue, et quatre à l'intérieur dans
» du sirop de tussilage, et après cinq mois de séjour
» à Montpellier, la tumeur était réduite de plus des trois
» quarts des dimensions qu'elle présentait lorsque je la vis
» pour la première fois. Aujourd'hui, il n'existe chez ce
» jeune homme qu'un très-petit engorgement dont il ne fait
» aucun cas. »

L'observation qui suit et qui terminera la série de celles
qui ont rapport au traitement du goître, recevra un nouveau degré d'intérêt du mode d'administration qui a été
mis en usage.

OBSERV. XXV, *par* M. le docteur POURCHÉ, médecin en chef de la
maison de détention de Montpellier. Goître. Guérison par dix grains
de perchlorure d'or et de sodium administré par la méthode endermi-
que. Traitement de deux mois et demi.

« La nommée Rose Bousquet, originaire de Palmas, en
» Aveyron, âgée de vingt-cinq ans, d'un tempérament lym-
» phatique, détenue à la maison centrale, fut reçue à l'in-
» firmerie dans le mois de février 1824, pour y être traitée
» d'un goître de la grosseur d'un œuf, et d'une dureté
» presque squirrheuse. Je fis placer sur la tumeur un large
» vésicatoire que je saupoudrai chaque jour d'une petite
» dose de muriate d'or combiné à la poudre d'iris, ayant
» le soin de le panser de temps à autre avec de la pommade
» épispastique : dix grains employés en deux mois et demi

» de cette manière suffirent pour dissiper ce goître et pour
» rétablir les menstrues, qui étaient supprimées depuis cinq
» ou six mois.

» Huit autres observations, recueillies à la maison cen-
» trale, m'ont convaincu de l'efficacité de l'or contre cette
» maladie. J'ai essayé les diverses préparations d'iode, mais
» il s'en faut qu'elles soient d'une administration aussi sim-
» ple et aussi facile, et leurs effets aussi favorables et aussi
» déterminés. »

Le principe scrofuleux ne se fixe pas seulement sur le
système glandulaire, il arrive souvent que portant son action délétère vers toute autre partie, il y détermine un
point d'irritation qui produit des phénomènes propres à ce
genre de maladie. C'est sans doute un travail inflamma-
toire, mais cette inflammation se manifeste par des symptômes qui ne sont plus ceux d'une inflammation ordinaire.
Alors on voit naître un engorgement, qui s'accroît avec
lenteur, sans occasioner presque de douleur, et détermine
enfin la formation de ce qu'on a généralement nommé un
abcès froid. Quand cet abcès vient à s'ouvrir, il fournit un
pus séreux, grisâtre, transparent, mal lié, mêlé de stries
sanguinolentes, chargé de flocons albumineux ou fibrineux,
blanchâtres et opaques, ou quelquefois mélangé de lam-
beaux de tissu cellulaire en grande partie décomposé. A
cette ouverture, soit qu'elle ait été spontanée, soit qu'elle
ait été faite par l'instrument tranchant, succède presque
certainement un ulcère scrofuleux, dont la cure, toujours
longue, est plus ou moins difficile. Si l'or est administré contre des engorgements de ce genre, ou il en déterminera la
résolution, c'est toujours la terminaison la plus favorable;
ou il provoquera aussi la suppuration, mais dans ce cas, au
lieu d'un abcès *froid*, on aura un abcès *aigu*, qui mar-

chera fanchement et fournira un pus qui sera toujours de
meilleure nature que celui qui aurait été fourni par le
même abcès, développé sous la seule influence du principe
morbide, que l'or est appelé à combattre; la cicatrisation
sera en général facile et se fera bien moins attendre. Je
n'ai eu l'occasion qu'une seule fois d'administrer l'or dans
des cas de ce genre, et j'ai obtenu le plus brillant
succès.

Observ. XXVI, *extraite de ma pratique.* Abcès froid consi-
dérable à la cuisse. Inefficacité du traitement antiphlogistique.
Guérison obtenue par les oxides d'or à l'intérieur et à l'extérieur.
Cure qui ne s'est point démentie depuis cinq ans et demi.

Le jeune Q***, âgé de cinq ans et demi, est issu d'une
mère très-lymphatique et qui a eu fréquemment dans son
enfance les glandes du cou engorgées, sans qu'aucune soit
jamais venue à suppuration : toutes ses sœurs ont été dans
le même cas. Le père est d'une mauvaise santé, pâle,
maigre, et en l'examinant on ne peut pas s'empêcher de
craindre qu'il ne porte en lui un vice tuberculeux, quoique aucun symptôme caractéristique ne le dénote. Le jeune
Q***, quoique maigre et d'une constitution extrêmement
faible, s'était cependant jusqu'alors toujours bien porté,
quand je fus appelé près de lui le 12 janvier 1829. Il avait
un gonflement considérable de toute la partie inférieure
de la cuisse. Cet engorgement, qui s'accompagnait d'une
grande dureté, d'une vive sensibilité, de chaleur, de
douleur au toucher, était compris entre les tendons des
muscles fléchisseurs de la jambe sur la cuisse, et s'étendait jusque dans le creux du jarret. Ce mal était survenu
à la suite de la guérison assez rapide et spontanée de
gourmes dans la tête; cette éruption s'était accompagnée

5

d'un engorgement peu considérable de plusieurs glandes du cou.

Je prescrivis une application de quatre sangsues, dont on fit saigner les piqûres pendant près de quatre heures. La partie malade fut ensuite sans cesse tenue couverte de cataplasmes de farine de lin, préparés avec une forte dé-coction de têtes de pavots et souvent renouvelés. Le surlendemain de l'application des sangsues, je fis adminis-trer une légère purgation. Ces moyens occasionnèrent d'abord une augmentation de la tuméfaction qui se dessina en pointe et me fit croire pour un moment à la marche franche d'un abcès *chaud;* mais une diminution notable qui suivit, me fit espérer une issue encore plus heureuse, la résolution. Ce mieux fut de bien courte durée : l'en-gorgement augmenta de nouveau, s'étendit davantage, envahit absolument le creux du jarret et empêcha la flexion de la jambe. L'enfant ne put plus se poser sur son membre, et fut obligé de garder le lit. Une nouvelle application de sangsues ne modifia nullement cet état, qui parut bientôt rester stationnaire.

Je ne pouvais plus avoir de doute sur la nature de cet abcès, sa marche lente, irrégulière, le peu de chaleur et de rougeur, la diminution de la douleur, tout dénotait un *abcès froid.* Je prescrivis alors les pastilles suivantes, à prendre le matin à jeun, en commençant par une.

$\mathrm{2\!\!\!\!/}$ Oxide d'or par la potasse . . . . $\widetilde{g}$ ij.
    Mucilage de gomme et de sucre, quan-
       tité suffisante pour faire 20 pastilles.

En même temps, tisane de chicorée avec le sirop de gomme, cataplasmes émollients, régime adoucissant et nu-tritif. Le 23 janvier, le jour même où le petit malade prit

la première pastille, il y eut une légère exacerbation dans
les accidents, un peu de fièvre, peu de sommeil. Le 24,
légère moiteur, qui chaque jour augmenta et devint, le
2 février suivant, une sueur abondante, surtout aux
pieds, ce qui n'empêcha pas les urines d'*augmenter et d'être
en même temps colorées et fétides*. Dès le 26 janvier, il y
avait eu plus de calme, moins de douleur au toucher, et
l'enfant allongeait mieux la jambe, qu'il était obligé de
tenir en demi-flexion sur la cuisse. Cette amélioration
continua les jours suivants, et le 29, il y avait de la diminution dans la tumeur qui, le 2 février, n'était presque
plus sensible.

5 *février*. Les sueurs ont cessé, mais les urines continuent d'être abondantes et d'avoir de l'odeur. L'appétit
est considérablement augmenté, aussi mon petit malade
a-t-il bien meilleur teint, et sa petite mine n'offre-t-elle
plus cet air de souffrance qu'elle avait auparavant. Quant
à la tumeur, elle est moins saillante, mais toujours fort
dure dans certains points, ramollie dans d'autres. Elle
s'étend depuis le creux du jarret jusqu'à la réunion du
tiers inférieur avec les deux tiers supérieurs de la cuisse.
En même temps que je fais prendre deux pastilles le matin
à jeun, je fais commencer l'usage de frictions sur l'engorgement avec la pommade suivante :

$\not\!\!2\!\!\!\perp$ Stannate d'or............. $\bar{g}$ j.
   Pommade de concombre...... $\bar{3}$ ij.

Incorporez avec le plus grand soin sur le porphyre et à
l'aide de la molette.

12 *février*. La tumeur a continué de marcher vers la
résolution : il n'y a plus de gonflement, il ne reste plus
qu'un point dur, et encore est-il fort limité; il n'y a plus

de sensibilité. Le jeune Q*** reste levé, marche assez
bien, mais en traînant un peu la jambe. Il continue d'a-
voir des urines abondantes, et de nouveau des sueurs;
ces deux sécrétions ont de l'odeur, et les urines sont colorées et déposent. Ces mouvements critiques se soutien-
nent, quoique souvent, quand ils sont fort marqués, on ne
donne qu'une pastille. On les continue de cette manière,
et les frictions faites avec la pommade aurifère, qui
maintenant contient 2 grains d'oxide, pour la même quantité de graisse.

20 *février*. Il ne reste plus que de l'endurcissement,
sans gonflement ni rougeur. Q*** marche et court bien,
et il faut savoir son infirmité pour apercevoir moins de
liberté dans les mouvements de la jambe malade. On a
donné fort inexactement les pastilles, aussi les sueurs
ont-elles cessé, mais les urines ont continué d'être un peu
plus abondantes, de déposer et d'avoir de l'odeur. On fait
très-exactement les frictions avec la pommade aurifère.
Toutes les fonctions se font admirablement bien, l'appétit
est bon, l'enfant digère facilement et va régulièrement
à la garde-robe. Le 1ᵉʳ mars, il ne reste plus que trois
petits endurcissements, fort circonscrits, et qui ne gênent
en aucune façon la marche. Malgré l'irrégularité avec laquelle on donne les pastilles, les urines sont toujours
abondantes et fétides. On continue les frictions jusqu'à la
fin de mars, époque à laquelle il ne restait plus aucune
trace de cet engorgement si considérable et qui pouvait
avoir les suites les plus fâcheuses, s'il fût venu à suppurer.
La santé générale de cet enfant était alors évidemment
bien plus forte et bien meilleure qu'avant ce traitement,
aussi avais-je manifesté le désir qu'il continuât pendant
long-temps encore l'usage des pastilles aurifères : des mo-

tifs d'économie empêchèrent qu'on ne suivît ce conseil.
Cependant, depuis cette époque jusqu'à ce moment (15
août 1834), le jeune Q***, tout en restant d'une constitution assez faible, s'est toujours fort bien porté, et n'a
ressenti aucune nouvelle atteinte de la maladie si heureusement dissipée par l'or.

Dans quelques circonstances, l'engorgement peut se
circonscrire; il y a alors formation d'une tumeur qui, si
elle s'abcède, fournit un pus souvent semblable à du suif
demi-figé ou à du miel liquide; pus qui peut bien être
renfermé dans un kyste, condition qui doit rendre plus
difficile la terminaison par résolution. C'est sans doute à
une tumeur de ce genre qu'a eu affaire M. Arnal, dans
l'observation qui va suivre; car nous doutons que l'or eût
pu déterminer la résolution d'un véritable lipôme.

Observ. XXVII, par M. le docteur Arnal, médecin à Beziers
(Hérault). Tumeur *lipômateuse* à la cuisse. Inefficacité des dépu-
ratifs ordinaires. Guérison par le perchlorure d'or et de sodium en
frictions sur la langue. Traitement de six mois.

« Une fille, âgée de cinq ans, d'une assez belle consti-
» tution, mais sans incarnat, et soupçonnée d'avoir la
» manie de manger de la terre, se plaignait depuis quel-
» ques jours d'une douleur obscure à la cuisse gauche, ce
» qui ne paraissait point influer sur sa santé générale,
» mais rendait seulement la progression un peu difficile;
» aussi les parents n'en tenaient-ils pas compte.

» Au mois de décembre 1811, la tumeur qui était sur-
» venue avait acquis le volume des deux points réunis;
» elle était indolente, sans adhérences, sans changement
» de couleur à la peau, et elle avait l'apparence *lipôma-*
» *teuse*. Quoiqu'elle incommodât la malade, plus par son

» poids que par une douleur réelle, elle fixa, à cette
» époque, l'attention des parents, et la malade fut mise à
» l'usage des dépurants, des fondants pris à l'intérieur ; on
» essaya aussi de plusieurs topiques : loin de céder à l'ac-
» tion de ces remèdes, le mal fit des progrès. L'insuffisance
» de ce traitement, la difficulté de le faire continuer,
» jointes au peu d'espoir que nous avions de le voir réussir,
» nous engagèrent, M. Dazet, qui avait été appelé en con-
» sultation, et moi, à proposer le muriate d'or, à la dose
» d'un quinzième de grain, en frictions sur la langue, sui-
» vant le système de M. Chrestien. Le remède fut con-
» tinué pendant près de six mois, avec des pauses plus ou
» moins longues. La dose totale du sel aurifère fut de six
» grains.

» Après l'emploi du troisième (c'était en mars 1812), la
» constitution de la jeune malade fut sensiblement amé-
» liorée, le teint était fleuri ; l'enfant mangeait avec plus
» d'appétit ; elle était plus gaie, plus forte. La tumeur,
» cependant, n'avait pas changé d'une manière notable ;
» elle était restée stationnaire ; elle offrait seulement un
» peu moins de dureté. Peu de temps après, elle prit une
» teinte vineuse, une couleur bleuâtre ; la peau s'amincit,
» la fluctuation devint évidente ; nous crûmes être au mo-
» ment de la voir s'ouvrir. Nous nous abstînmes cepen-
» dant de topiques ; mais loin de suivre cette terminaison,
» elle prit celle de la résolution. La peau reprit peu à peu
» sa couleur naturelle ; quelques taches pétéchiales qu'on
» voyait disséminées sur la cuisse, se dissipèrent, et l'en-
» fant recouvra une santé à peu près parfaite. Toutefois la
» cuisse malade qui, avant l'emploi du muriate avait com-
» mencé à s'atrophier, n'a pas repris l'embonpoint de la
» cuisse droite ; elle a conservé une certaine faiblesse qui

» atteste assez la gravité du mal dont elle fut le siége. De
» loin en loin la malade y ressent quelques légères dou-
» leurs, et aujourd'hui même la marche est parfois péni-
» ble. A l'endroit de la tumeur, lorsqu'on regarde la cuisse
» de profil, on aperçoit une sorte de tuméfaction dans la
» peau, due sans doute à la boursoufflure du tissu cellu-
» laire sous-jacent. Malgré cela, ce fait prouve de la ma-
» nière la plus concluante la grande efficacité du remède.
» C'est, en effet, à lui, et à lui seul, puisqu'il n'en a pas
» été employé d'autres, qu'est due cette guérison vraiment
» surprenante. Il y a plus : les progrès, plus ou moins
» rapides vers la résolution, une fois qu'elle a été com-
» mencée, nous ont plusieurs fois fait présumer de la plus
» ou moins grande exactitude que la malade mettait à se
» frictionner; en sorte que nous pouvions affirmer, avec
» quelque assurance, en voyant l'état stationnaire du mal,
» que l'on avait sursis à l'emploi du remède. »

OBSERV. XXVIII, *par* M. le docteur BEAUCLAID, *déjà nommé.*
Loupe à la cuisse, engorgement des glandes du cou. Guérison par
le perchlorure d'or et de sodium en frictions. Cure qui date de deux
années,

« M. B..... de Clermont, âgé d'environ soixante-trois
» ans, d'un tempérament nerveux, d'une complexion grêle
» et maigre, issu d'une famille dans laquelle le vice scrofu-
» leux est héréditaire, avait toujours joui d'une excellente
» santé. A quarante ans, il avait été sujet à un flux hémor-
» roïdal qui, à l'âge de soixante ans, avait cessé sans trou-
» ble. Il y avait trois ans que ce flux avait disparu, lorsque
» je fus consulté par lui pour une loupe de la grosseur d'une
» grosse noix qu'il portait à la cuisse droite, et dont l'appa-
» rition remontait à environ dix ans; mais surtout pour un

» engorgement à la partie latérale droite du cou, qui existait
» depuis un an et avait la grosseur et la forme d'une grosse
» amande; il était très-dur, point douloureux, s'enfonçant
» entre les muscles de cette région et y adhérant fortement:
» au-dessous de cet engorgement, on remarquait quelques
» glandes également engorgées et roulant sous la peau. Le
» malade était très-inquiet, parce que, me disait-il, il avait
» vu périr deux de ses sœurs, l'une d'une loupe sur le carpe
» droit, loupe qui s'abcéda; l'autre de glandes au cou égale-
» ment ulcérées. Je le soumis pendant six mois à l'usage du
» muriate d'or en frictions sur la langue; je le fis commencer
» par un neuvième de grain, et je portai graduellement cette
» dose à un tiers de grain. Après deux mois, la tumeur
» du cou diminua de moitié ; au quatrième mois , elle
» avait entièrement disparu , ainsi que les petites glandes
» qui roulaient sous les téguments. A la fin du traitement,
» la loupe de la cuisse était réduite à la grosseur d'une pe-
» tite aveline. Deux ans se sont écoulés depuis, et le malade
» que je vois souvent n'a plus eu d'engorgement au cou, et
» sa petite loupe est toujours dans l'état où le traitement l'a
» laissée. »

Cette observation offre la plus grande analogie avec celle
qui précède, puisque c'est encore une tumeur très-proba-
blement enkystée dont l'or a pu opérer la résolution. Mais
de plus, l'existence de cette tumeur se compliquait de l'engorgement des glandes du cou, symptôme qui semble té-
moigner de la nature scrofuleuse de la plupart des engorgements de ce genre.

Nous avons vu au commencement de ce mémoire l'engorgement des glandes du cou donner lieu à des désordres
assez graves; mais que sont-ils comparativement à ceux
qui peuvent avoir lieu, quand la fâcheuse action du prin-

cipe scrofuleux ne se borne pas à cet ordre de glandes, et
qu'il s'étend sur celles des cuisses, de l'aîne, et surtout
sur les glandes du mésentère. L'engorgement de ces dernières glandes constitue une des maladies les plus graves
qu'on connaisse, le *carreau*, qui, contrairement à une opinion assez généralement répandue parmi les médecins et
les gens du monde, peut se montrer à tous les âges de la
vie, et qu'on peut présenter, sans crainte d'être démenti,
comme une des maladies les plus difficiles à guérir. Depuis
que j'emploie l'or dans ma pratique, je n'ai point encore
eu occasion d'essayer ce métal dans le traitement du carreau, mais à l'occasion, je n'aurai certainement pas recours
à d'autre médicament. Il ne faudrait cependant point administrer l'or indistinctement dans tous les cas d'engorgement des glandes du mésentère, et il est de la plus haute
importance de savoir distinguer quand cette maladie dé-
pend d'un vice scrofuleux, ou quand elle a succédé, comme
on le voit assez fréquemment, à une entérite. Nous devons
cependant dire que l'or pourrait encore être essayé dans le
traitement d'un engorgement des glandes du mésentère
qui serait le produit d'une inflammation, mais il ne faudrait
y avoir recours qu'avec les plus grandes précautions, qu'a-
près avoir essayé d'un traitement antiphlogistique sagement
dirigé, et que, malgré son insuccès, il ne faudrait point
abandonner absolument dans les premiers moments de
l'administration de l'or, qu'il faudrait autant que possible
s'abstenir de donner à l'intérieur. Ces précautions sont
moins importantes dans le traitement du véritable carreau.
Cette maladie, en effet, se complique rarement d'accidents
vraiment inflammatoires, qu'il faudrait aussi rationnelle-
ment combattre s'ils existaient, et s'accompagne presque
toujours d'une détérioration de l'économie, qui réclame

l'administration de médicaments excitants ou du moins ré-
parateurs. Nous espérons que les observations qui vont
suivre feront partager à nos lecteurs nos convictions sur les
bons effets de l'or dans le traitement de l'engorgement
scrofuleux des glandes du mésentère.

OBSERV. XXIX, *par* M. le docteur SIZAIRE, *déjà cité.* Engorgement des glandes du cou, des aisselles, de l'aine, du mésentère.
Hydropisie ascite. Symptômes généraux très-fâcheux. Guérison
par deux grains de perchlorure d'or et de sodium en frictions, et
l'or divisé en pommade.

« J'ai vu l'or, dit M. Sizaire, dissiper, pendant l'automne
» de 1825, des obstructions mésentériques et une hydropisie
» ascite commençante chez une jeune fille de Trausse, âgée
» de quinze ans. Elle venait de perdre sa jeune sœur du car-
» reau, et offrait tous les symptômes du scrofule. Toutes les
» glandes du cou, des aisselles, des aines et du mésentère,
» étaient engorgées. Une fièvre lente, qui existait depuis
» trois mois, menait la malade vers la consomption. Le
» ventre brûlant, tendu, balonné, ne pouvait supporter les
» applications émollientes; les urines, rares et épaisses, n'é-
» taient rendues qu'en excitant les cuissons les plus vives.
» Quelques sangsues appliquées sur l'abdomen et aux cuisses,
» des lavements émollients, des lotions sur la partie irritée
» ayant amené une détente, on en vint de suite au muriate
» d'or. Deux grains divisés en douze et dix frictions suffirent
» pour déterminer un flux d'urines. Pour opérer plus
» promptement la résolution des glandes, je tentai des
» frictions sur les endroits qui avaient le plus de rapports
» avec les glandes engorgées, au moyen de l'or divisé à la
» dose de dix grains dans une once d'axonge. Ce traitement,
» continué pendant deux mois, fut couronné d'un plein

» succès. Il détermina aussi l'apparition du flux menstruel
» et un changement favorable dans la constitution de cette
» jeune fille, qui, en devenant nubile, a pris de l'embon-
» point et la fraîcheur de son âge. »

Il y avait chez cette malade une triple indication à rem -
plir, dissiper l'hydropisie ascite, procurer la résolution des
glandes engorgées, et assurer la guérison en favorisant la
venue des règles; aucun médicament ne pouvait mieux que
l'or donner ce triple résultat. Mais c'était un de ces cas où
il fallait qu'il fût administré par une main habile. En effet,
l'époque où la menstruation devait s'établir était arrivée
pour la malade, et de ce qu'elle n'avait pas lieu, il résultait
une surexcitation qu'il fallait d'abord diminuer par les antiphlogistiques, c'est ce qu'a parfaitement senti M. le docteur Sizaire. Il a continué de se montrer aussi habile pra -
ticien, en préférant les frictions sur le ventre avec une
pommade aurifère au perchlorure d'or et de sodium, qui,
s'il eût été continué plus longtemps, aurait pu faire renaî
tre l'inflammation. Nous allons voir que, dans l'observation qui va suivre, on n'a point été obligé d'user des mêmes
précautions.

OBSERV. XXX, par M. le docteur POURCHÉ, déjà cité. Engorgement des glandes du cou. Guérison par le perchlorure d'or et de
sodium en frictions. Deux mois après, engorgement des glandes du
mésentère, du foie. Hydropisie ascite. Guérison par le perchlorure
d'or en frictions , et l'oxide d'or par la potasse à l'intérieur.

« Le nommé Solère , Roussillonnais, âgé de vingt-deux
» ans, remarquable par ses cheveux très-noirs, son teint
» très-brun, et ses formes durement exprimées, avait sur la
» partie latérale droite du cou un grand nombre de tuber-
» cules, pour la plupart de la grosseur d'un œuf de poule.

» Il en fut guéri, dans l'espace de deux mois, l'année der-
» nière, par le moyen du muriate d'or; il s'en écoula près de
» quatre, sans qu'il éprouvât d'autres affections que quel-
» ques légers vomissements. Lorsqu'il rentra à l'infirmerie,
» il avait des douleurs abdominales, la fièvre, la langue
» rouge et un peu sèche, de la constipation, etc. Ces symp-
» tômes disparurent par l'emploi de l'eau de veau, d'une
» potion huileuse et de lavements émollients. Le ventre avait
» néanmoins un volume disproportionné avec la maigreur
» des membres, ce qui m'engagea à en faire l'exploration.
» Il me parut que les glandes mésentériques étaient dures
» et volumineuses, et je sentis le lobe gauche du foie en-
» gorgé; je reconnus encore une ascite commençante (1).
» J'ordonnai le lait pour toute nourriture, et comme par
» les antécédents, ainsi que les signes actuels, je ne pouvais
» méconnaître une affection scrofuleuse, je prescrivis en
» même temps le muriate d'or en frictions, et l'oxide d'or
» précipité par la potasse à l'intérieur. Dès l'emploi du troi-
» sième grain de muriate et du quatrième de l'oxide, le ma-
» lade eut des évacuations fréquentes et très-abondantes
» d'urines; douze grains de plus le guérirent tout-à-fait de
» l'opilation partielle du foie, de l'affection mésentérique et
» de l'ascite. Il se trouve encore dans la maison, et y jouit
» de la meilleure santé.

» Six autres observations m'ont prouvé l'efficacité des
» préparations d'or dans le cas de maladie scrofuleuse du mé-
» sentère. Cinq de ces observations ont été recueillies à la

(1) L'autopsie de plusieurs individus, morts d'hydropisie ascite,
m'a prouvé que les glandes mésentériques sont, dans cette maladie,
souvent tuberculeuses.

(*Note de M. le docteur* Pourché.)

» maison centrale, en présence de plusieurs élèves; la
» sixième l'a été chez un jeune enfant de cette ville. »

Les deux observations qui vont suivre, sans être plus
probantes, auront cependant un degré d'intérêt de plus,
en ce sens que l'or a procuré une guérison qui n'avait point
été obtenue par d'autres moyens, encore assez généralement employés.

OBSERV. XXXI, *par* M. le docteur PAGÈS, médecin à Alais
(Gard). Engorgement des glandes du mésentère, par suite hydropisie ascite. Inefficacité des préparations martiales et des diurétiques les plus usités. Guérison par l'usage du perchlorure d'or et
de sodium à l'intérieur. Traitement de six mois. Cure confirmée par
un délai de quinze mois.

« La fille de M. F***, âgée d'environ huit ans, éprouva,
» vers l'âge de trois ou quatre ans, un engorgement au bas-
» ventre avec obstruction des glandes mésentériques. L'u-
» sage soutenu des préparations martiales fit disparaître
» cette affection. Mais dès que cette jeune fille eut atteint sa
» sixième année, les mêmes symptômes se renouvelèrent ;
» on revint aux mêmes moyens, mais infructueusement.
» L'engorgement du bas-ventre augmenta et il se déclara
» une ascite. Cette dernière fut combattue par quelques
» légers purgatifs toniques et par les diurétiques, mais la
» maladie résista à ces différents remèdes. La jeune malade
» fut alors conduite à Montpellier (fin de septembre 1811).
» MM. Méjan et Chrestien, qui l'examinèrent, reconnurent
» l'existence d'une ascite, qu'ils considérèrent comme la
» suite des obstructions des glandes mésentériques, et d'un
» état d'atonie dans le système des lymphatiques absorbants;
» ils proposèrent l'usage du muriate d'or, qui fut administré
» de la manière suivante : »

» On fit dissoudre trois grains de ce sel dans une pinte
» d'eau distillée, et chaque matin on en donnait une cuil-
» lerée à bouche dans une tasse de décoction de racine
» de squine. Les effets de ce remède furent très-prompts,
» l'appétit devint meilleur : les forces et la gaîté de la jeune
» malade augmentaient journellement, et la diminution de
» l'ascite était sensible. Cependant, la malade ayant été ha-
» biter la campagne, et l'automme ayant été très-pluvieux,
» l'ascite parut augmenter, et il se manifesta un œdème aux
» grandes lèvres et au-dessous du nombril. M. Chrestien, à
» qui l'on fit part de ce nouveau symptôme, prescrivit
» d'augmenter la dissolution du muriate d'or d'une demi-
» cuillerée chaque huitième jour, ne s'arrêtant que lors-
» qu'on aurait à craindre une excitation trop forte, et de
» donner, comme moyen auxiliaire, des pilules composées
» de demi-grain de digitale pourprée, deux grains d'assa fœ-
» tida, et autant de gomme ammoniaque. Ce traitement fut
» mis en usage et produisit les plus heureux effets. La dis-
» solution de muriate d'or a été continuée environ six mois,
» et la dose de ce sel a été portée à douze grains par pinte
» d'eau distillée, et on était arrivé à prendre trois cuillerées
» à bouche par jour de cette solution. »

» Depuis plus de quinze mois, que le traitement est fini,
» on n'a plus aperçu le plus léger engorgement au bas-
» ventre. La santé de la jeune demoiselle est des plus floris-
» santes, et tout annonce qu'il s'est opéré dans sa constitu-
» tion un changement des plus avantageux. »

M. Chrestien craignant que les pilules, qu'il avait fait
joindre à l'emploi du muriate, pussent être considérées
comme ayant contribué, peut-être plus que le sel triple, à la
guérison dont on vient de lire l'histoire, crut devoir pren-

dre des renseignements auprès de M. Pagès. Voici quelle fut
la réponse de ce médecin.

« Je m'empresse, mon cher confrère, de vous donner
» les renseignements que vous me demandez sur la fille de
» M. F***. Les pilules avec la digitale, l'assa-fœtdia et la
» gomme ammoniaque, ont été continuées un mois et demi,
» mais je dois vous faire observer qu'avant d'en faire usage,
» il existait chez la jeune malade un mieux très-sensible
» caractérisé par le retour de l'appétit, des forces, de la
» gaîté, enfin par tous les signes qui annoncent un change-
» ment favorable dans la constitution ; elle n'avait cepen-
» dant employé encore que le muriate d'or. L'addition des
» pilules ne fut faite qu'à raison de l'ascite, qui, quoique
» diminuée, ne cédait point aussi promptement qu'on l'au-
» rait désiré. Ainsi je ne doute point qu'on ne doive au mu-
» riate d'or, et au muriate d'or seul, la guérison de la jeune
» demoiselle et la résolution heureuse qui s'est opérée chez
» elle. »

OBSERV. XXXII, *par* M. SÉGANE, médecin à Oupia, près
d'Olonzac, département de l'Hérault. Engorgement des glandes
cervicales, hydropisie ascite, mauvais état général. Fâcheux effets
produits par la digitale. Guérison obtenue par trois grains de perchlorure d'or et de sodium. Traitement de quarante jours. Cure qui
date de deux ans.

« M. M.... Émile, doué d'une bonne constitution, d'un
» tempérament lymphatico-sanguin, avait constamment
» joui d'une bonne santé jusqu'à sa seizième année. Ayant
» éprouvé alors des chagrins violents, il ressentit bientôt
» des palpitations de cœur qui l'incommodèrent beaucoup.
» Les boissons aqueuses et antispasmodiques, les bains
» et l'application des sangsues à l'anus ramenèrent le

» calme. Vers le milieu de l'année classique, quelques
» indispositions sollicitèrent l'emploi réitéré des évacuants
» vomitifs et purgatifs. Ces médicaments lui laissèrent des
» douleurs peu fortes mais presque continues dans la partie
» droite du ventre; sa santé fut bientôt altérée au point
» qu'il fallût le faire revenir auprès de ses parents. Une
» diète humectante.et rafraîchissante amena du mieux et
» bientôt son rétablissement parfait. Il y avait quatre mois
» qu'il avait repris ses études, lorsque ayant éprouvé une
» nouvelle secousse morale violente, il ressentit de nou-
» veau des douleurs abdominales très-vives. Quelques se-
» maines s'écoulèrent et il s'aperçut que son ventre avait
» grossi. Rendu de nouveau à sa famille, il nous fut présenté
» lorsqu'il y avait déjà deux mois que le mal avait com-
» mencé; nous le trouvâmes dans l'état suivant. Le visage,
» comme tout le corps, était amaigri; dans le courant de
» la journée il ressentait, à diverses reprises, un peu de
» soif; une partie des glandes cervicales était engorgée; la
» respiration restait libre, mais il éprouvait des palpita-
» tions vives et cependant peu incommodes, le pouls était
» petit et fréquent, le ventre volumineux dépassait les
» dernières côtes, la peau en était tendue et luisante, la
» fluctuation était très-manifeste; l'exploration de l'abdo-
» men développait ou augmentait une douleur, qui se faisait
» sentir des deux côtés. Ces douleurs avaient augmenté à
» mesure que le ventre avait grossi. Les urines claires, de
» couleur citrine, restaient long-temps écumeuses, elles
» étaient un peu moindres que la boisson. Les selles glai-
» reuses étaient souvent mêlées de stries de sang. Le malade
» avait cependant conservé un bon appétit et digérait assez
» bien. Lorsque l'état d'irritation dans lequel se trouvait le
» malade eut été calmé par les moyens appropriés, nous

» conseillâmes, pour combattre l'hydropisie ascite, la di-
» gitale, qui fut administrée sous toutes les formes; elle
» ne produisit aucun effet avantageux. Au contraire, pen-
» dant son usage, les symptômes précédemment décrits
» s'étaient aggravés, la peau était sèche, rude et comme
» terreuse, il y avait une petite fièvre continue. Notre ma-
» lade ne pouvait rester assis une demi-heure dans son
» fauteuil, sans être pris de crampes très-douloureuses
» dans les extrémités; s'il était dans son lit, la gêne de la
» respiration l'obligeait à garder la position assise. »

» Dans une affection aussi grave, j'éprouvai le besoin
» de m'aider des lumières d'un praticien distingué, je ne
» crus pouvoir mieux m'adresser qu'à M. le docteur Hor-
» tala, qui, après un examen approfondi, nous proposa,
» d'après sa sage expérience, l'emploi du muriate d'or en
» frictions sur la langue, en commençant par un grain en
» seize doses. »

» La première friction ayant été faite avec soin, une
» heure après le déjeuner, nous observâmes les effets sui-
» vants : la face fut plus animée, les mouvements du cœur
» et des artères plus accélérés et plus forts, il y eut plus
» de chaleur à la peau, les douleurs du ventre furent plus
» vives pendant une heure et demie ou deux heures seu-
» lement. »

» 2e, 3e et 4e frictions : augmentation de l'appétit,
» douleurs abdominales, borborygmes la nuit, deux selles
» copieuses et grisâtres dans la matinée où l'on devait faire
» la 5e friction. »

» 5e et 6e frictions : un peu d'amertume à la bouche, les
» palpitations sont vives mais peu incommodes, le pouls
» est plus plein et plus fréquent, toujours quelque peu de
» douleurs abdominales, deux selles très-fétides la nuit,

6

» urines moins écumeuses et déposant quelques mucosités. »

» Septième et huitième frictions : les effets sont à peu près
» les mêmes, le volume du ventre n'a pas varié. »

» Voyant que l'action de ce médicament n'avait point
» apporté de trouble fâcheux dans les fonctions, je deman-
» dai un grain en quatorze doses. »

» Neuvième et dixième frictions. Douleurs de ventre un
» peu plus fortes, mais de courte durée; constipation. »

» Onzième, douzième et treizième frictions. Continuation
» de l'appétit; les palpitations et le pouls sont à peu près
» les mêmes, toujours quelques douleurs de colique après
» la friction. »

» Quatorzième et quinzième frictions. La figure est de-
» venue meilleure, toujours des douleurs abdominales,
» urines légèrement augmentées, claires, moins écumeuses,
» déposant du mucus. »

» N'obtenant point de mieux, malgré l'emploi d'un grain
» entier de muriate, et espérant qu'une dose plus forte ne
» serait point nuisible et amènerait un changement plus
» prompt, je fis prendre à notre malade un grain en douze
» doses. »

» Après l'avoir laissé reposer pendant trois jours, je lui fis
» la seizième friction, qui produisit les effets suivants : la face
» fut plus animée, le pouls plus fréquent et plus fort, les
» douleurs abdominales furent aussi plus vives, mais d'une
» durée moyenne. »

» Dix-septième, dix-huitième et dix-neuvième frictions.
» La figure s'est dépouillée de plusieurs taches qui la cou-
» vraient, elle est devenue plus satisfaisante, l'appétit est
» augmenté, les digestions se font bien, le pouls est plus
» plein et accéléré, la respiration est libre, le ventre mesuré

» avec soin est bien diminué, les urines sont les mêmes,
» et déposent toujours des mucosités. »

» Vingtième, vingt-unième et vingt-deuxième frictions.
» Toujours un peu de douleurs de colique, décubitus facile
» sur les côtés. »

» Vingt-troisième et vingt-quatrième frictions. Toujours
» quelques douleurs, mais de plus courte durée, urines
» moins écumeuses : l'amélioration que le malade éprouvait
» l'ayant engagé à faire quelques visites, le médicament fut
» suspendu pendant trois jours. »

» Vingt-cinquième et vingt-sixième frictions. Même bien-
» être, toujours des douleurs abdominales après la friction ;
» le malade peut se coucher même sur le ventre, qui est
» considérablement diminué. »

» Suspension d'un jour, à cause d'une douleur d'estomac
» que le malade a éprouvée en se levant. »

» Vingt-septième friction. Douleurs de colique assez vives,
» mais passagères ; le ventre, mesuré de nouveau, est revenu
» à son état normal, on n'y sent plus aucune douleur, lors-
» que la friction est faite depuis quelques heures ; il reste à
» peine un peu de sérosité dans l'abdomen, mais toutes les
» autres fonctions sont revenues à leur état naturel. Quoi-
» que la guérison paraisse parfaite, nous avons conseillé à
» M. Emile, pour assurer la convalescence, de prendre en-
» core un grain de muriate en douze doses. »

» Rendu à ses études, il a suivi nos conseils, et depuis déjà
» deux années notre jeune malade jouit d'une santé par-
» faite, qui ne s'est pas démentie un moment. »

Les maladies scrofuleuses peuvent quelquefois revêtir
des formes singulières, et pour les reconnaître sous cr
apparences peu usitées, il faut être doué d'un certain ta
médical. Mais une fois le diagnostic bien établi, sous qué-

que aspect que se présente une maladie de ce genre, c'est
à la méthode aurifère qu'il faut avoir recours, et dans le
plus grand nombre de cas le succès couronnera les tenta-
tives de ce genre.

OBSERV. XXXIII, *par* M. le docteur NIEL *déjà cité*. Leucorrhée
abondante survenue après la disparition de glandes cervicales engorgées et ulcérées. Guérison par le perchlorure d'or et de sodium
à l'intérieur et en frictions, et par l'oxide d'or par la potasse.

« Une demoiselle, âgée de vingt-quatre ou vingt-cinq ans,
» avait offert depuis le commencement du second septénaire
» de la vie les caractères les plus convaincants de la consti-
» tution scrofuleuse. Divers engorgements glanduleux, la
» plupart situés sur les côtés et tout le long du cou, avaient
» d'abord subsisté plusieurs années dans un état d'indolence
» pour venir ensuite en suppuration, et produire, en consé-
» quence de ce phase, des ulcérations rebelles et dont les
» cicatrices annoncent encore aujourd'hui l'étendue, l'irré-
» gularité et la profondeur. Une foule de moyens furent
» mis en œuvre, dans le temps, pour combattre les effets
» d'un principe contre lequel la médecine a si peu de res-
» sources ; touts ces moyens échouèrent également. L'ar-
» rivée de la menstruation, entre la dix-septième et la dix-
» huitième année, fit cependant naître des espérances, et
» l'on crut devoir attribuer à son bénéfice la guérison des
» ulcères, ainsi que la fonte d'un goître naissant. Néanmoins,
» la révolution dont je viens de parler, loin de procurer une
» amélioration véritable et de conduire la maladie vers sa
» guérison, n'aboutit qu'à en déplacer les symptômes pour
» les fixer vers les organes de la génération. A peine les
» glandes engorgées eurent-elles disparu et les ulcères fu-
» rent-ils séchés, qu'une leucorrhée, d'abord blanche, suc-

» cessivement jaune et verdâtre, se manifesta ; modérée
» dans les premières années qui suivirent son invasion, elle
» s'accrut ensuite au point d'obliger à changer de linge
» plusieurs fois dans la journée. Soit que la matière en fût
» très-âcre, soit que son abondance macérât l'épiderme des
» parties avec lesquelles elle était le plus en contact, son
» action devint telle, que la malade ne pouvait fournir la
» marche la moins prolongée sans ressentir, au voisinage de
» l'orifice sexuel, des cuissons intolérables. Sous l'influence
» de cette nouvelle forme morbide, le teint prit un aspect
» blafard, le regard perdit toute expression, la maigreur
» s'empara du corps, et les facultés intellectuelles s'émous-
» sèrent. »

    » Ce fut dans cette situation que, pour la première fois,
» je visitai la jeune personne. Son père, à qui les effets des
» préparations d'or étaient déjà connus, me les proposa lui-
» même avec confiance. En entrant dans ses vues, je ne lui
» dissimulai ni l'incertitude de la cure, ni les longueurs
» qu'elle entraînerait en cas de succès ; rien ne le découra-
» gea, et je pus dès lors me livrer avec sécurité aux tenta-
» tives dont on va lire les détails. »

    » Le 3 du mois d'avril 1826, on commença à prendre un
» dixième de grain par jour de muriate d'or et de soude
» dissous dans l'eau distillée et étendu dans une tisane de
» tussilage édulcorée avec la racine de réglisse. Après dix
» jours d'usage de cette solution, on passa à celui du même
» muriate frictionné sur la langue, de manière à en consom-
» mer sept grains divisés comme il suit, faisant chaque jour
» une friction et ne mettant aucune interruption dans l'em-
» ploi du remède. »

    » Premier grain divisé en 14 fractions, second en 13,

» troisième en 12, quatrième en 11, cinquième et sixième
» en 10, septième en 9. »

» Les trois premiers grains n'eurent aucun effet sensible
» sur les phénomènes de la vie ; mais dès l'emploi des pre-
» mières frictions du quatrième, l'appétit augmenta, le re-
» gard sembla s'animer, le teint s'éclaircir, les facultés mo-
» rales prendre un peu de ressort, et ces différentes facultés
» se développèrent et s'accrurent avec une sorte de rapidité,
» sous l'action des doses subséquentes. Le cinquième grain
» donna lieu à un peu d'excitation vers le soir et produisit
» de la sueur pendant la nuit. La perte commença alors à
» diminuer. La sueur nocturne se maintint pendant quelque
» temps, mais cessa de paraître au moment des dernières
» doses du sixième grain ; la perte alors redevint abondante,
» et le septième grain parut être sans effet. »

» Pénétré de cette vérité pratique que les médicaments les
» plus héroïques perdent souvent leur action sur l'économie
» par l'influence de l'habitude, je ne songeai plus qu'à
» changer celui employé dans ce cas et à lui en substituer
» un autre du même genre. L'oxide d'or par la potasse me
» fournit le moyen que je cherchais. Uni à un extrait amer
» et donnant un huitième de grain par pilule, il fut admi-
» nistré depuis le 14 septembre jusqu'à la fin de novembre,
» à des doses plus ou moins variées, commençant par deux
» pilules chaque jour, passant ensuite à trois et à quatre ;
» je revenais aux premières doses lorsque la chaleur du
» corps devenait intense, que le pouls s'élevait beaucoup, et
» que l'écoulement des urines devenait considérable. Enfin,
» au commencement de novembre je ne donnai plus qu'une
» seule pilule jusqu'à la fin du traitement, parce que durant
» cette période les sueurs avec odeur alcaline devinrent
» très-copieuses pendant la nuit, une gaieté insolite dénota

»une exaltation morale extraordinaire, et la leucorrhée »fut tout-à-fait tarie. Elle n'a plus reparu depuis, et »l'embonpoint de la jeune personne, la beauté de son teint, »son enjouement, enfin le bien-être entier dont elle jouit »annoncent une guérison complète. »

»Je ferai remarquer, en terminant cette observation, »1° que la perte, avant de tarir, perdit insensiblement sa »couleur verte et jaune, et que, de séreuse qu'elle était »depuis le commencement, elle devint muqueuse et dia- »phane; 2° qu'au fur et à mesure qu'elle diminuait, l'agi- »lité et la souplesse du corps augmentaient; 3° que le »cours des urines se soutint, même lorsque les sueurs fu- »rent le plus abondantes. »

Cette observation n'est certes pas la moins importante de ce Mémoire. En effet, en même temps qu'elle signale un fait qui, je crois, se représente souvent, mais qui, du moins que je sache, n'a point encore été signalé (la leu- corrhée produite par une métastase scrofuleuse) elle fait connaître une nouvelle et curieuse application de la mé- thode aurifère. Et si, comme je le pense, la leucorrhée, maladie qui afflige un si grand nombre de femmes, surtout parmi celles des grandes villes, existe souvent sous l'in- fluence d'une diathèse scrofuleuse, on possédera une arme de plus (1), et une arme puissante pour combattre cette affection si rebelle, et qui, dans de nombreuses circon- stances, après avoir flétri la beauté, trouble si notable

_____

(1) Il paraît que M. le docteur Gimelle retire de grands avanta- ges de l'administration de l'iode dans le traitement de la leucor- rhée ; c'est une présomption de plus en faveur de notre opinion sur une des causes de cette maladie, si fréquente à Paris. Nous ne dou- tons pas qu'on obtienne des résultats pour le moins aussi bons avec la méthode aurifère ; nous saisirons avec empressement l'occa- sion de le prouver.

ment les fonctions digestives, qu'on voit les malades tomber dans un état d'épuisement qui peut devenir mortel, en favorisant le développement d'autres maladies.

Je ne sais vraiment pas si l'observation suivante peut être considérée comme un cas de scrofules ; c'est l'opinion de son auteur, dont je fais si grand cas que, sans être absolument convaincu, je m'empresse de la faire figurer dans ce Mémoire. Elle aura toujours cet avantage que, si elle ne prouve pas pour touts les lecteurs la possibilité d'une métastase rapide du vice scrofuleux, elle prouvera que, dans le cas de la suppression subite et spontanée d'un exutoire ancien, le muriate d'or peut imprimer à l'économie une impulsion salutaire qui, en déterminant des mouvements critiques, débarrasse les organes sur lesquels s'est tout-à coup portée l'irritation morbide.

OBSERV. XXXIV, *par* M. NIEL, *déjà cité*. Suppression subite et spontanée d'un ulcère scrofuleux. Accidents généraux fort graves. Guérison par un grain et demi de perchlorure d'or et de sodium eu solution dans l'eau.

« Une dame, à peu près sexagénaire et en proie toute » sa vie à un vice de la lymphe, avait été guérie, il y a en- » viron six ou sept ans, par les préparations d'or, d'une tu- » meur squirrheuse profondément ulcérée au genou. Cette » personne portait aussi à la jambe du côté malade un » ulcère superficiel et peu étendu. Après la guérison men- » tionnée, je laissai subsister ce dernier, le regardant » comme une espèce d'exutoire susceptible de compenser » l'habitude d'une suppuration depuis assez long-temps » établie. A l'arrivée des froids de décembre 1827, cet » ulcère, de la largeur d'une pièce de vingt sous, sécha et » tarit. Le lendemain de cet incident, se développèrent les » phénomènes suivants : refroidissement du corps entier,

» frissons intérieurs, accablement, ralentissement et irré-
» gularité notables de la circulation, trouble considérable
» des facultés intellectuelles, mais surtout oppression ex-
» trême ; elle était telle, en certains moments, que toutes
» les facultés de la vie en étaient presque anéanties. »

» Appelé sur ces entrefaites, le mal me parut trop
» avancé pour pouvoir compter sur l'efficacité des moyens
» ordinaires. Je fis appliquer sur l'ulcère desséché un plu-
» masseau couvert de pommade épispastique, et me rap-
» pelant la promptitude avec laquelle le muriate d'or avait
» antérieurement agi sur le sujet, je me décidai à lui en
» donner un grain et demi dans quelques onces d'eau dis-
» tillée, par cuillerées rapprochées. Sous l'emploi immé-
» diat de ce secours, le pouls se releva et se régularisa,
» l'oppression se dissipa, une abondante transpiration se
» manifesta, et, en moins de douze heures, toutes les
» fonctions furent rétablies dans leur plus parfaite inté-
» grité. »

» En notant que la pommade épispastique ne détermine
» que fort lentement un mouvement fluxionnaire vers la
» partie malade, je me demande si ce moyen, en lui sup-
» posant même une action plus rapide, aurait pu produire
» seul la guérison. Celle-ci suivit graduellement le déve-
» loppement de la transpiration, qui finit avec l'entier
» rétablissement. »

» La dame guérie ne redoute pas d'être connue; elle se
» nomme *Mourgues*, et habite rue Rouvière, n° 3o, à Mar-
» seille. »

Les réflexions dont j'ai fait précéder cette dernière
observation, peuvent fort bien aussi s'appliquer à la suivante, qui offre aussi le tableau d'une forme fort extraordinaire de maladie scrofuleuse.

OBSERV. XXXV, *par le baron GIRANDOT, déjà nommé*. Maux de tête
violents avec vertiges, attribués à un vice scrofuleux. Inefficacité de
presque tous les médicaments connus. Guérison par trente-huit grains
de perchlorure d'or et de sodium en frictions. Traitement de quatre
mois.

« M. O***, âgé de trente-deux ans, colonel, est né, près
» de Smolensk, avec une constitution faible ; dans son bas
» âge, il a eu les glandes du cou engorgées et ulcérées,
» ce que l'on reconnaît aux cicatrices difformes qu'on voit
» sur cette partie. Successivement attaché aux états-majors
» de l'armée ; il a beaucoup travaillé de tête, et c'est à ce
» travail qu'il attribuait les douleurs de tête qu'il éprouvait
» presque toutes les semaines ; douleurs qui s'accompa-
» gnaient de vertiges si violents, que souvent il perdait pen-
» dant quelques instants l'usage de la vue, tout en conser-
» vant sa connaissance ; une pâleur effrayante et une sueur
» froide qui lui montait au visage annonçaient la fin du
» paroxysme, auquel succédait toujours un horrible état
» de lassitude. Il essaya alors d'entrer dans le service actif,
» espérant du soulagement de ce genre de vie différent. Il
» n'en fut rien : il lui fallut se remettre entre les mains des
» médecins. »

» Exercices violents à pied et à cheval, extrême sobriété
» en touts genres, saignées locales, générales, bains, dou-
» ches, application sur la tête rasée, de l'emplâtre de
» Russie ; en un mot, *toute la cuisine* des pharmaciens de
» Moscou, Bialystock, Varsovie, administrée par les confrères
» jouissant de la plus belle réputation, ne purent apporter
» aucun changement à son triste état. Il vint me trouver il
» y a cinq mois (1). Après avoir, par complaisance, con-
» sacré près de deux heures à lire un *in-folio* de recettes,

(1) L'observation est rédigée en date de juillet 1824.

» qui me mirent à même de juger que M. O*** avait épuisé
» presque touts les médicaments usités en pareil cas, je l'exa-
» minai avec l'attention que réclamait un semblable état. »

» Je reconnus, par toute l'habitude pâle et chétive de
» son corps, qu'il était atteint de vice scrofuleux, et que
» ce pouvait être là la cause primitive de son état : je lui
» proposai l'emploi du muriate d'or. Il me répondit qu'il
» venait exprès me trouver pour cela, parce qu'il connais-
» sait une demoiselle que j'avais soignée de cette manière
» avec un succès complet. »

» De suite je lui prescrivis un cinquième de grain par
» jour en friction, une tasse d'infusion de houblon matin
» et soir. Au bout d'un mois de ce traitement, il se trouva
» si bien qu'il n'éprouva qu'une seule fois un mal de tête,
» qui fut même moins violent qu'auparavant ; et un vertige
» moins cruel et qui ne dura que près d'un quart-d'heure.
» Je continuai ainsi trois mois encore, en donnant chaque
» jour alternativement un quart, un tiers de muriate triple
» d'or en frictions. Ce qui porta la dose pendant quatre
» mois à 38 grains, qui ont rendu à M. O*** une santé
» comme il ne l'avait jamais eue. Je ferai observer que
» pendant toute la durée du traitement, il n'a eu qu'une
» seule attaque, et qu'aujourd'hui il se trouve si bien que
» S. M. a daigné lui signer une permission pour aller par-
» tager sa joie avec sa famille, qui était encore plus affec-
» tée que lui de son triste état. »

Ainsi j'ai démontré dans ce premier mémoire, par
trente-cinq observations fournies par quinze praticiens,
touts habitant divers pays, que l'*or est un puissant anti-
scrofuleux*, dans touts les cas où le principe des scrofules
n'a porté son action morbide que sur le système glanduleux et sur les parties molles. Mais si graves que puissent
être les maladies qui ne présentent à l'observation que ce

genre de désordre, elles ne sauraient que difficilement se
comparer, pour la gravité et la difficulté de la cure, à celles
où le système osseux a été attaqué. Eh bien, l'on peut dire
que c'est là le triomphe de l'or ! C'est ce que je prou-
verai dans mon *Second Mémoire*, qui sera tout entier
consacré à démontrer les immenses avantages qu'on peut
retirer de l'application de la méthode aurifère au traitement des maladies des os. Quelques lignes seront aussi con-
sacrées à prouver ses bons effets dans les cas où la syphilis
vient compliquer les scrofules; ce qui n'étonnera que les
praticiens qui, n'ayant pas lu mon ouvrage, ignorent que
j'ai démontré par près de *quatre cent cinquante observations
fournies par quatre-vingts médecins habitant presque tous
des contrées diverses*, la haute efficacité de l'or pour guérir les maladies syphilitiques les plus graves et les plus
invétérées.

FIN.

POST-SCRIPTUM, en date d'avril 1857.

Observ. IV, page 10. — Eugénie G***, continuant toujours de se
bien porter, voici maintenant huit ans que cette cure a été obtenue.

Observ. V, page 17. — Adèle L*** continue d'être dans un état aussi
satisfaisant, quoique l'engorgement de la glande maxillaire persiste,
mais toujours aussi peu considérable.

Observ. XI, page 33. — C'est au sujet d'Achille M*** que M. le Dr
Duhamel écrivait, peu de jours avant le rapport de M. Roux, à M. le
président de l'Académie des sciences, dans les termes suivants : « Ce
» jeune homme habite maintenant Mulhausen, et comme j'ai fréquem-
» ment de ses nouvelles, je puis affirmer qu'il continue de jouir de la
» meilleure santé, et qu'il n'a, depuis le moment où il a cessé son trai-
» tement (15 janvier 1835), ressenti aucun symptôme de son ancienne
» maladie. »

Le succès n'a pas répondu, pour la malade de M. Duhamel, indiquée
à la page 62, aux espérances qu'on avait d'abord conçues.

Observ. XVI, page 66. — Le jeune Q*** continue toujours de se
bien porter. Voici donc une cure justifiée par huit années de bonne
santé.

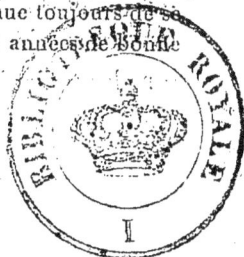

www.ingramcontent.com/pod-product-compliance
Lightning Source LLC
Chambersburg PA
CBHW071448200326
41519CB00019B/5666